老年护理与照护研究

祝 青 著

北方联合出版传媒（集团）股份有限公司

辽宁科学技术出版社

图书在版编目（CIP）数据

老年护理与照护研究 / 祝青著. —沈阳：辽宁科学技术出
版社，2024.3
ISBN 978-7-5591-3515-5

Ⅰ. ①老… Ⅱ. ①祝… Ⅲ. ①老年人—护理学—研
究 Ⅳ. ①R473.59
中国国家版本馆CIP数据核字（2024）第061901号

出版发行：辽宁科学技术出版社
　　　　　（地址：沈阳市和平区十一纬路25号　邮编：110003）
印　刷　者：辽宁新华印务有限公司
幅面尺寸：185 mm × 260 mm
印　　张：13
字　　数：260千字
出版时间：2024年3月第1版
印刷时间：2024年3月第1次印刷
责任编辑：张诗丁
封面设计：吕晓林
责任校对：卢山秀　刘　庶

书　　号：ISBN 978-7-5591-3515-5
定　　价：98.00元

前　言

　　随着科学技术的日新月异和社会经济的迅速发展，人类平均寿命不断延长。面对人口老龄化，如何延缓衰老，延长老年人生活自理的年限，提高其生命质量，实现健康老龄化，已成为全球关注的社会问题，同时对老年护理提出了严峻的挑战。为此，编写《老年护理与照护研究》一书。

　　本书首先对护理学以及老年护理做了概述，其次介绍了老年人的日常生活护理、老年病护理管理，接着探讨了常见老年慢性疾病的护理、老年人康复护理，最后研究了老年基础照护。本书可供相关领域的护理人员学习、参考。

　　本书在编写过程中借鉴了一些专家学者的研究成果和资料，在此特向他们表示感谢！由于编写时间仓促，编写水平有限，不足之处在所难免，恳请专家和广大读者提出宝贵意见，予以批评指正，以便改进。

目　录

第一章　护理学绪论

护理学是一门年轻的专业，是医学学科中一门独立的学科，是研究维护人类身心健康的护理理论、知识、技能及发展规律的应用性科学。100多年来，随着人们的健康需求不断增加和变化，护理学从一个简单的医学辅助学科迅速地向更加成熟和独立的现代学科发展，经历了从简单的清洁卫生到以疾病为中心的护理，以患者为中心的护理和以人的健康为中心的整体护理的发展历程，并在实践、教育、研究中得到充实和完善，逐渐形成自己特有的理论和实践体系。

第一节　护理学的概念、内容与范畴

一、护理学概念的形成与发展

巴甫洛夫说过："有了人类就有了医疗活动。"同样我们可以说：有了人类就有了护理活动。有医疗就有护理，有人类就有护理。医疗护理活动是人们谋求生存的本能和需要，是人们防病治病的需要。一个人从生到死，不论健康还是生病，都需要医生、护士等专业人员的关怀和照顾。

护理作为动词是护理患者，反映护理的实践性；作为名词是精细护理，反映护理的学科性。由此可见，护理作为一门学科和一种专业实践是紧密相关的，既有关怀照顾的专业实践，也有真诚服务的理念和责任，是建立于学问、理想和理论基础之上的一门独立的学科。早期的护理工作被称为前专业的护理，护士被称为"看护"，护士的主要责任是养育儿童，支持和保护患者、受伤者和老人。由于过去养育儿童、照顾患者、护理老人的工作都是由母亲或妇女承担的，因此，护理与妇女的角色有着十分密切的关系。

随着社会的进步和医学的发展，护理的定义也在变化。人们根据不同时期国家的体制以及社会的需求赋予护理不同的定义，不同的护理理论家和护理组织对护理下的定义也不同。

（一）护理

护理的概念是随着护理科学的不断变化而发展的，在各个不同历史时期有不同的解释：1859 年，南丁格尔认为护理担负着保护人们健康的职责以及护理患者使其处于最佳状态。1957 年，库鲁特认为护理是对患者加以保护和教导，以满足患者不能自我照料的基本需要，使患者舒适是其重要的一点。1959 年，美国护理专家韩森认为护士独特的职责是帮助患者与健康人保持或恢复健康。1970 年，罗格认为护理是协助人们达到其最佳的健康状态。护理的服务对象是所有的人，只要是有人的场所，就有护理服务。

1973 年，国际护士会议（International Council of Nurses，lCN）对护理的定义是：护理是帮助健康人或患病的人保持或恢复健康（或平静地死去）。

1973 年，美国护士协会（American Nurses' Association）对护理的定义是：护理实践是直接服务并适应个人、家庭、社会在健康或疾病时的需要。

1978 年，费金认为护理的定义包括促进和维护健康、预防疾病、照料在严重患病期间的人，帮助其康复。

2004 年，香港理工大学和中华护理学会关于"护理是什么"的研究结果认为，护理是情、理、知、行的组合，即由"情"反映出来的关照意识，由"理"反映出来的伦理意识，由"知"反映出来的知识意识和由"行"反映出来的实践意识。可以概括为："了解个人健康状况的动态变化，对所出现的健康问题进行辨证、准确施护，帮助个人掌握健康知识，从自身状况出发，防治疾病，增强对疾病的应对及适应能力，达到身心最佳状态。"

（二）护理学

目前国际上对护理学还没有统一公认的标准定义。1980 年，美国护士协会对护理学的定义是："护理学是诊断和处理人类对现在的或潜在的健康问题产生的反应。"1981 年，我国著名学者周培源认为："护理学是社会科学、自然科学理论指导下的一门综合性应用科学。"1986 年，国家卫生部副部长顾英奇在全国首届护理工作会议上指出："护理工作除配合执行医嘱外，更多更主要的是对患者的全面照顾，促进身心健康……"护理学就是研究社会条件、环境变化、情绪影响与疾病发生、发展的关系，对每个患者的具体情况进行具体分析，寻求正确的护理方式，消除各种不利的社会、家庭、环境、心理因素，以促进患者康复。随着科学技术的进步，社会的发展，人民生活水平的提高，护士将逐步从医院走向社会，更多地参与医疗保健。1992 年，《现代护理学辞典》中指出："护理学是以基础医学、临床医学、预防医学、康复医学以及相关的社会科学、人文科学等为理论基础的一门综合性应用学科，属医学科学的重要组成部分。"我国护理专家林菊英说："护理学是一门新兴的独立的学科，护理理论逐渐自成体系,有其独立的学说和理论,有明确的为人民服务的职责。"随着社会和医学科学的发展,特别是人类对客观世界的认识和不断深化,人们对护理学的认识将日趋确切和更符合护理本身的基本规律。

(三)护理学概念发展的3个阶段

1. 以疾病为中心的阶段(19世纪60年代—20世纪40年代)

17世纪以来,医学科学脱离了宗教神学的束缚,在自然科学的基础上,随着生物学的发展,人们对健康与疾病的关系有了新的认识,普遍认为身体没病就是健康。主要从人体的结构、器官、细胞甚至分子水平上寻找致病因素和防治方法,确认细菌侵入和外伤因素是产生疾病的原因,消灭病原体就可以治愈疾病,对疾病的认识十分有限。医疗行为主要着眼于身体的局部"病灶",忽视心理、社会因素的影响。护理工作的任务是协助医生诊疗,清除患者身体内的"病灶",使其恢复功能;护理服务的方式是执行医嘱,完成各项护理操作;护士的地位是医生的助手,甚至是医院的佣人。护理学还没有形成自己独立的科学理论体系,仅局限于对各种疾病的护理操作程序和规范。

"以疾病护理为中心的阶段"是护理学发展过程中的重要阶段。在这个阶段,由于医护工作的明确分工初步形成了护理职业,并在长期的护理实践中,锻炼和培养了一支护理专业队伍,积累和形成了一套护理技术操作规程,从而构成了现代护理学的基本内容。

2. 以患者为中心的阶段(20世纪40—70年代)

第二次世界大战以后,科学技术飞速发展,疾病与健康的概念发生了巨大变化,尤其是生态学家纽曼提出的"人和环境相互作用的学说",使人们开始重新认识人类健康与心理、社会环境的关系。世界卫生组织提出:"健康不但是没有疾病或缺陷,而且是身体、精神和社会的完好适应状态。"1977年,美国医学家恩格根据一系列的研究结果,提出了新的"生物—心理—社会"医学模式,引发了医学科学的根本变革,人们开始从自然和社会两方面揭示医学的属性,从个体和群体角度研究疾病的发生与各种社会因素的关系,从自然到社会各个层面研究疾病的综合防治方法。

新的医学模式也拓展了护理学的实践、研究领域,提出了以系统论为基础的护理程序,即强调以患者为中心的宗旨,运用护理程序为患者提供整体护理。护士与医生的关系转变为合作关系,护士与患者的关系更加密切,推动了护理学的发展。1955年,美国护士莉迪亚·露尔率先用系统论的观点解释、指导护理工作,首次提出了"护理程序"的概念。

以患者为中心的护理思想在护理领域引起的变化:改变了医护关系,使传统"主从型"的医护关系转变为合作的"伙伴"关系;护士的任务和角色功能也在发生转变，除了执行医嘱和各项护理技术操作外，还要全面、系统地了解患者的情况；护士角色也从单纯的照顾者拓展到教育者、管理者、研究者等；护理研究的领域开始扩展，增加了生理、心理和社会因素对疾病的影响以及对"人"的研究内容。护患关系开始明显改善，护理的实质满足了患者在生理、心理和社会方面的需求，改变了患者被动接受治疗的现状；开始强调以人为本的护理理念，重视人的个体需求和个性特征。

3. 以健康为中心的阶段（20 世纪 70 年代至今）

以健康为中心的护理阶段，反映了人类健康需求的提高和增强，是护理工作职能的进一步扩展和深化，是护理学发展的一个新的阶段和趋势。

由于疾病谱、死因谱的变化，与人们心理、社会活动有关的疾病开始严重影响人们的生活质量，有病才去寻求卫生服务的观念开始发生变化，人人享有健康保健的新观念逐渐形成。以患者为中心的护理已不能满足整个社会人群对卫生保健的需求。

以健康为中心的护理阶段，护理实践和护理理论都发生了巨大的变化，护理工作也开始表现出特有的作用：护理工作从附属于医疗的技术性职业转变为较为独立的为人类健康服务的事业；护理服务范围扩展到健康和疾病的全过程；护理服务的对象不仅包括患者，还包括健康人及有"健康问题"的人；护理工作场所从医院到家庭、社区，到所有有人类的地方；根据不同人员制定不同的护理工作任务；护理学科已成为现代科学体系中一门综合的自然科学和社会科学，成为人类健康服务的应用性学科。

概括地说，现代护理学是为人类健康服务的，是以基础医学、临床医学、预防康复医学以及社会科学和人文科学相关的综合应用学科，是科学、艺术和人道主义的结合。

二、护理工作的内容与范畴

（一）护理学的任务

我国新时期卫生工作的方针：以农村为重点，预防为主，中西医并重，依靠科技与教育，动员全社会参与，为人民健康服务，为社会主义现代化建设服务。要完成这个任务，要求护士不仅要在医院内为患者服务，还应走向社区、社会，为健康人群提供保健服务，帮助患者和健康人群解决与健康相关的问题。

（1）减轻痛苦：减轻痛苦是护士的基本职责和任务。

（2）维持健康：通过护理活动帮助服务对象增强自理及自护能力。如进行健康教育，帮助恢复功能锻炼等。

（3）恢复健康：恢复健康是在人们患病或有健康问题后，帮助他们改善健康状况。

（4）促进健康：促进健康是帮助人群获取在维持或增进健康时所需要的知识，帮助人们维持最佳健康水平和健康状态。

（二）护理学的范畴体系

1. 护理学的理论范畴

（1）护理学的研究对象：护理学的研究对象同其他事物一样，是随学科的发展而不断变化的。由于研究对象是在一定历史条件下的护理实践基础上形成的，所以又具有相对的稳定性。

（2）护理专业知识体系的建立与发展：专业知识体系是专业实践能力的基础，是在一定历史条件下形成的，只有在实践中发现旧理论无法解释的新问题、新现象时，才会建立和发展新理论。

（3）护理学与社会发展的关系：研究护理学在社会中的作用、地位和价值，社会对护理学的影响，社会发展对护理学的要求等。如老年人口增多，社区护理的需求，健康教育的方法，护理人员的教育，疾病谱的变化对护理的影响等。

（4）护理分支学科及交叉学科：护理学与哲学、伦理学、心理学、美学、教育学、管理学等多学科的相互渗透，在理论上的相互促进，在方法上的相互启迪，在技术上的相互借鉴，形成了许多与护理学科交叉的相关学科，促进了护理学科的发展。

2. 护理工作的内容

（1）临床护理：临床护理包括基础护理和专科护理两个方面。

基础护理是各专科护理的基础，主要是满足患者的生理、心理、社会等各方面的需要和疾病治疗与康复需要的护理技术操作技能。

专科护理是以护理学及相关医疗专科理论、知识、技能为基础，结合专科患者的特点及诊疗要求，为患者提供的护理。如大面积烧伤、器官移植、心胸外科、显微外科、重症监护、灾害护理、营养疗法等患者的护理都需要由具有较强专业知识和技能的临床专家来完成。

（2）社区护理：社区护理借助有组织的社会力量，把公共卫生学和护理学技能相结合，以社区人群为服务对象，对个人、家庭和社区提供促进健康、预防疾病、早期诊断、早期治疗、减少残障等服务，提高社区群众的健康水平。如老年护理、婴幼儿护理、妇女健康指导、各种高危人群的预防保健、吸烟者的戒烟活动等。

（3）健康教育：健康教育是护理工作不可缺少的重要内容。护士可以通过信息传播和行为干预，针对不同人群宣传有关预防疾病、促进健康、有效康复以及自我保健的知识，帮助个体或群体掌握卫生保健知识，树立健康观念，自觉采纳有利的健康行为和生活方式。

（4）护理教育：以护理学和教育学为基础，有目的地培养合格的护理人才，以保证护理专业适应未来的需要。护理教育包括基本护理教育、毕业后护理教育和继续护理教育3种形式。

基本护理教育包括中等专业教育、专科教育和本科教育 3 个层次。毕业后护理教育包括研究生教育和规范化培训。继续护理教育是为从事护理工作的在职人员提供学习新理论、新知识、新技术和新方法的终身教育。

（5）护理管理：护理管理是运用管理学的理论和方法，对护理工作的诸要素进行管理，如人力资源的管理、专业政策和法规的制定、各种组织结构的设置、物品的购置与保管、资金的管理、时间的安排、工作质量的控制等，以提高护理工作的效率和质量。

（6）护理研究：护理研究是用科学方法去探索未知，回答和解决护理领域的问题，并将研究结果直接或间接地用于护理实践。护理人员有责任通过科学研究的结果改进护理方法，推动护理学的发展。

（三）整体护理的概念

整体护理的思想是护理学的基本框架之一，始终贯穿于研究和发展护理理论以及相关护理概念的过程，是现代护理学的一个重要标志。尽管南丁格尔创立现代护理学已有 100 多年的历史，护理学的理论体系、服务手段和护理范畴也发生了很大的变化，但护理的本质和宗旨——满足民众对健康的需求是始终不变的。

整体护理思想是现代护理理论的重要指导思想，也是解决健康问题的指导思想。主要包括人、健康、环境和护理 4 个最基本的概念。

1. 整体概念的起源

整体护理译自英文 Holistic Nursing，源于希腊文，意为"全体论的、以人的功能为整体论的"。整体的概念最早可追溯到古代东方的文化和医学思想，如我国中医理论中把人的健康看作是"阴""阳""平衡""五行"运转顺畅的结果等整体观的体现。

整体护理的概念是在 20 世纪 20 年代被正式提出的。1926 年，南非学者 Jan Smuts 在其著作《整体与发展》中正式使用了"整体"这一新词，并详细阐述了整体的概念，强调在社会各个领域中运用整体理论的重要性。

整体是指按一定方式、目的有秩序排列的各要素的有机集合体。主要强调两个方面：一是组成整体的各要素相互作用，相互影响，任何一个要素发生变化，都将引起其他要素的相应变化；二是整体所产生的行为结果要大于要素单独行为的简单相加。由于人是生活在复杂社会中的有机体，其思想、心理、行为都与周围环境有着密切的联系，因此在护理工作中不仅要重视机体的局部病变，还应关注外部环境对人体的影响作用。

1948 年，世界卫生组织提出健康的新定义："健康不仅是没有疾病和身体缺陷，还要有完整的生理、心理状态和良好的社会适应能力。"更进一步激发了人们对心理、社会因素的研究兴趣。

1955 年，Lydia Hall 提出了"护理程序"的概念，并尝试用于临床的护理实践。20 世纪 50 年代末，美国明尼达大学医院率先试用责任制护理，为护理程序的应用提供了较好的工作模式。60 年代，美国整体人理论的倡导者、护理理论家 Matha Rogers 明确提出护理应重视人是一个整体，除了生理因素外，心理、社会、经济等因素都会影响人的健康和康复的程度。之后，"整体护理"一词正式出现在许多护理期刊上，并被护理同行认同。1977 年，恩格尔的生物—心理—社会医学模式的提出，更进一步强化和加深了护理界对整体护理的认识。

我国是在 20 世纪 80 年代初正式将整体思想引入现代护理学的，90 年代初在世界卫生组织和国外护理专家的亲临指导和帮助下，引入整体护理模式，并在少数医院试点与实践。1995 年，卫生部通过联合国开发署项目所建立的模式病房和争创三级特等医院，开始了有组织的整体护理的试点工作，1996 年 8 月，卫生部成立了"全国整体协作网"，推动了整体护理工作的开展，从根本上使护士摆脱了临床工作中只靠医嘱加常规护理的被动局面，将护理程序贯穿到临床护理和护理管理的各个环节中，促使护理质量整体提高。

2. 整体护理的概念

"整体"就是把病与患者视为一个整体；把生物学的患者与社会心理的患者视为一个整体；把患者的物质生活与患者的社会文化生活视为一个整体，即患者是具有生理、心理、社会文化生活等全面需求的整体人。

整体护理就是以整体人为中心，以护理程序为基础，以现代护理观为指南，实施身心整体护理。主要包括以下 3 个方面：

（1）人在成长与发展过程的各个阶段的护理——成人的疾病护理、青少年的健康保健、母婴保健、老年护理和临终关怀等。

（2）关注人的健康与疾病全过程的护理——健康促进、健康教育、健康维护、疾病预防和疾病康复。

（3）为整个人群提供护理服务——从医院走向社区，从病房发展到家庭，从个体扩大到人群，以提高社会整体的健康水平。

我国推行的系统化整体护理内容主要表现在：以生物医学技术为指导对各种疾病的技术护理，以心理、行为医学为指导对患者的各种心理护理和以社会医学、生态环境医学为基础对患者健康的指导与管理。护士必须从患者的身、心、社会和文化等方面全面考虑患者的健康问题及护理措施。

3. 实施整体护理的措施

（1）护理服务方法：①预防性的护理活动：提供安全的住院环境，为孕妇提供营养知识，为婴幼儿实施计划免疫。②养育性的护理活动：为患者提供日常生活护理，为休克患者输液，给临终患者的家庭提供支持。③促进发展的护理活动：通过创造性的护理措施，帮助服务对象、家庭和社区增强自理能力，如鼓励患者发现和选择适合自己康复的方法，指导老年人增强自我护理的能力，为糖尿病患者提供健康教育等。

（2）护士应具备的知识和能力：①成长与发展的知识：能应用心理社会、认知、道德成长发展理论，识别护理服务对象的发展阶段，并根据其特点实施护理措施，预测潜在的成长发展问题。②人的基本需要的知识：识别未被满足的需要，提供护理帮助。③应激与适应的知识：评估服务对象的应激水平，并教给人们评估自身应激水平的方法，指导运用各种应对方式减轻压力。④有关生活方式的知识：护士自己首先要采取健康的生活方式，并通过健康教育等方法改变服务对象的不良生活方式。⑤教与学的知识：应用教与学的原理与方法，使患者改变健康观念，采取促进、维持和恢复健康的行为。⑥沟通能力：能运用良好的沟通技巧，提供高质量的护理服务，并与其他保健人员进行有效合作。⑦解决问题的能力：识别和处理人的健康问题是护士的基本素质。⑧领导的能力和变革的思想：护士在与其他健康保健服务者的合作中将发挥更大的协调、管理和领导作用，并能对社会健康需求的趋势有所预测，以改革护理服务方法，适应社会发展。

（3）整体护理模式病房建设的主要内容：①制定指导临床实践的护理哲理。②制定护士的职责条文和评价标准。③制定病房护理人员的组织结构。④制定护理业务品质保证和评价系统。⑤设置各种护理表格。⑥编制《标准护理计划》和《标准教育计划》。⑦建立健全医院的各种支持系统，承担起非专业性、非技术性、常规性的工作，如药物分发、物品供应、联络通信、标本送检、物品管理、设备保养等，使护士从大量的非专业性工作中解放出来，增加直接为患者服务的时间，以提高护理工作的质量。

4.护理诊断的形成与运用

由疾病、心理、家庭、社会等因素造成影响患者健康的实际存在和潜在的问题和表现，包括问题（Problem）、病因（Etiology）、症状和体征（Signs and Symptoms），简称P.E.S公式。问题（P）是指存在或潜在的健康问题，这些问题是能通过护理措施解决的；病因（E）是存在和潜在健康问题产生的原因，根据不同的原因，采取不同的护理措施；症状和体征（S）是指存在或潜在的各种表现。如医疗诊断是肺气肿，护理诊断则是活动无耐力，与活动后缺氧有关。对护理诊断的进一步研究，有利于促进护理学的进一步发展。

第二节 护理学发展简史

一、护理学简史

护理学的产生与发展与人类的生存繁衍、文明进步息息相关，并随着社会的演变、科学技术的进步而不断地发展。不了解护理学的过去，就不能推断护理学的发展前景。学习、了解护理发展史，就是为了学习前人的经验，促进护理学科的发展。

（一）人类早期的护理

自从地球上有了人类以后，就开始了原始的医疗和护理活动，护理是人们谋求生存的本能和需要。"Nurse"一词来源于拉丁语，原意为养育、保护、照料等，后来引申为照顾老人和患者等弱势群体，并随着人类的存在和对自然的认识，经历了漫长的发展历程。

古代医学起源于生活实践，是人类应对生、老、病、死的客观现象，是保护自己、维持生存和繁衍后代的活动。如北京猿人在火的应用中，逐步认识到烧热的石块、砂土既可局部供热，也可消除疼痛。因此，原始人创造了"砭石"和"石针"等解除病痛的工具。早期的医学与护理是合二为一、密不可分的，"三分治，七分养"就是我国对古代医学与护理学关系所做的高度概括。

（二）中世纪的护理

中世纪的欧洲，由于政治、经济和宗教的发展，战争频繁、疾病流行，对护理工作的发展具有一定的促进作用。13—14世纪的罗马天主教皇掌握了欧洲许多国家的宗教大权，在各地修建教堂和修道院，并在修道院内修建医院收治患者，但多数医院条件很差，管理混乱，患者和医务人员的交叉感染率和死亡率很高。受宗教思想的影响，在这些医院里担任护理工作的主要是修女，她们以良好的道德品质为患者提供一些生活照顾和精神安慰，但由于没有受过正规的护理训练和教育，没有护理设备，护理工作仅限于简单的生活照顾。

（三）文艺复兴时期的护理

西方国家称文艺复兴时期为科学新发现时代。由于欧洲新兴资产阶级对新旧文化知识的研究产生兴趣，促进了文学、艺术、科学包括医学领域的发展。在此期间，

1493—1541 年，瑞士医生帕拉塞尔苏斯（Paracelsus）在药物化学方面做出贡献；1514—1564 年，比利时医生维萨里（Vesalius）写出了第一部《人体解剖学》；1578—1675 年，英国医生哈维（Harvey）发现了血液循环。但由于受 1517 年宗教改革的影响，社会结构与妇女地位发生了变化，护理工作不再由具有仁慈博爱的宗教人员担任，而是由新招聘的护理人员担任，这些人既无经验也没有受过专业训练，多数是为了谋生而从事护理工作，致使护理质量大大下降，护理发展进入了长达 200 年的黑暗时期。

（四）现代护理学的创始人——南丁格尔的贡献

南丁格尔（1820—1910），世界著名的护理专家，近代护理教育的创始人，现代护理学的奠基人。她出生于英国一个富有的贵族家庭，受过高等教育，精通英、法、德、意 4 门语言，有着很好的教养。年轻时代经常协助父亲的一位医生朋友护理患者，逐渐对护理工作产生兴趣，并不顾家庭的反对，把解除他人病痛作为自己的崇高理想，立志把自己的一生献给护理事业。

南丁格尔从 1837 年开始关心医院里的护理情况并产生学习护理工作的念头，她经常利用游览机会参观修道院、女子学校、孤儿院等，探询慈善事业的情况及经营方法，1851 年在德国的一所医院接受护理训练。1853 年，在慈善委员会的资助下，她在伦敦哈雷街一号成立了一间看护所，开始施展她的抱负，当时采取的许多措施就令人叹为观止。如：患者有事时可召唤拉铃；在厨房设置绞盘给患者运送膳食；强调"任何妇女，不分信仰、贫富，只要生病，就可收容……"等。

南丁格尔对护理事业的主要贡献在以下 3 个方面：

1. 改善军队卫生

1854—1856 年克里米亚战争，南丁格尔率领 38 名训练不足的"护士"克服重重困难，顶住前线医院人员的需要和困难，自愿到战地医院护理伤病员，积极改善卫生环境，加强士兵营养，健全医院管理制度，还为伤病员建立图书室和娱乐室，亲自为患者或垂危士兵书写家信，还经常手持油灯巡视病房，安慰那些身受重伤和垂危的士兵。她的服务精神赢得了医护人员的信任和伤员的尊敬，士兵称她是"提灯女神""克里米亚天使"。经过她和全体护理人员的努力，6 个月后，战地医院发生了巨大的变化，伤员死亡率从 50% 迅速下降至 2.2%。

2. 创办世界第一所正规护士学校

经过克里米亚战争的护理实践，南丁格尔更加深信护理事业是一门科学的事业，护士不仅应该接受严格的科学训练，而且应该是品德优良、有献身精神的高尚的人。从前线回到英国后，南丁格尔不顾身体的劳累和虚弱，立即着手开创护士学校。1860 年 6 月，她将英国各界人士为表彰她的功勋而捐赠的 22 万英镑作为"南丁格尔基金"在英国伦敦的圣多马斯医院创办了世界上第一所护士学校——"南丁格尔护士训练学校"，为护理教育奠定了基础。

南丁格尔办学的基本原则是："护士必须在专门组织的医院中接受技术训练，护士必须住在适应提高道德和遵守纪律的学校宿舍中。"她鼓励学生读书，主张学校成为护士之家，学生一律住校，参加圣经班、聆听音乐以发展她们的兴趣，希望学生绝对忠诚并热爱护理工作，勤勉且符合道德规范。

经过南丁格尔护士学校严格训练的毕业生受到世界各国的欢迎和聘用，许多优秀毕业生被英国、美国和亚洲等各国医院聘请去开办护士学校，并成为各国护理学校的骨干。同时，欧美各国也相继成立南丁格尔式的护士学校，学校的课程和组织管理成为欧亚大陆上许多护士学校的办学模式。护理教育也从学徒式的教育发展成为正式的学校教育。

3. 创建护理理论

南丁格尔一生写了大量的笔记、书信、报告和论著。1856年编写的《健康和工作效率对英国军队医院管理的影响》一文，对英国陆军医院的建设起了很大作用。她撰写的《医院札记》和《护理札记》两本书被认为是护理教育和医院管理的重要文献。其中《护理札记》被称为护理工作的经典之作，被作为当时护士学校广泛应用的教科书。

除此之外，南丁格尔在医院管理、环境卫生、家庭访视、生命统计和红十字会的建设等方面也都做出了很大的贡献。

1910年8月13日，南丁格尔在睡眠中溘然长逝，享年90岁。她毕生致力于护理的改革与发展，为开创现代护理事业做出了超人的贡献，取得举世瞩目的辉煌成就，成为19世纪出类拔萃、世人敬仰和赞颂的伟大女性。为了纪念她，英国皇室为她授予勋章。

1912年，南丁格尔逝世后第2年，在华盛顿举行的第九届国际红十字大会上，正式确定建立国际护理界最高荣誉奖——南丁格尔奖。

二、中国护理学发展史

（一）中国古代护理

中国是世界上最早的文化发源地之一，中国医药学是独特的、灿烂的科学文化遗产之一。在我国早期的传统医学专著中并没有"护理"二字，但中医在治病过程中坚持的一个重要原则就是"三分治，七分养"，养即护理，包括改善患者的修养环境和心态，加强营养调理，注重动、静结合的体质锻炼等辨证施护。

我国最早的医学经典著作《黄帝内经》中就有"圣人不治已病治未病"的保健思想的记载，强调了解、关心患者疾苦，进行针对性疏导的整体观点；《黄帝内经》中还提出："病热少愈，食肉则复，多食则遗，此其禁也。"说明了饮食护理对防止疾病复发的重要性。

春秋末年，齐国名医扁鹊提出"切脉、望色、听声、写形，言病之所在"，就提出了病情观察的方法和意义。明代中药学巨著《本草纲目》的作者李时珍，虽然是位著名的药学家，但他很善于护理，不但为患者开药方，还亲自为患者煎药、喂药。唐代杰出医药学家孙思邈在《备急千金要方》就有"凡衣服、巾、栉、枕、镜不宜与人同之"的隔离措施记载，并创造用葱叶去尖插入尿道，引出尿液的导尿术。宋代《医说》中记有："早漱口，不如将卧而漱，去齿间所积，牙亦坚固。"阐述了口腔护理的方法和作用。明、清时代就有为防治瘟病采用的燃烧艾叶、喷洒雄黄酒消毒空气和环境，用蒸汽消毒法处理传染患者的衣物等护理技术。所有这些，都说明中国医学中包含着丰富的护理理论和护理措施，也是发展具有中国特色护理学的资料宝库。

（二）中国近代护理

1. 西方近代护理对我国的影响

我国近代护理学的形成与发展，在很大程度上受西方护理的影响。鸦片战争前后，西方列强侵入我国，美、英、德、法和加拿大等国的传教士、医生接踵而来，新建教堂，还开办学校和医院。当时医院的环境、护士的服装、护理操作规程、教科书和思想宗旨都带有浓厚的西方文化色彩，护理领导人也都由外国人担任。

1835年，鸦片战争前，美国传教士 P.Parker 在广州建立了第一所西医医院（广州市孙逸仙医院），为了利用中国的廉价劳动力，以短训班形式培训护理人员，并在两年后开设了院办的"护士"短训班。

1884年，美国护士兼传教士 K.Mckechnic 来华，在上海妇孺医院推行现代护理，并于1887年开办第一个护士训练班。

1888年，美国护士约翰逊在福州成立了我国第一所护士学校，首届只招收了3名女生。当时医院的护理领导和护校校长、教师等都由外国人担任，护士教材、护理技术操作规程、护士的培训方法也都承袭西方的观点和习惯，形成欧美式的中国护理专业。

1900年以后，开始在全国各大城市（上海、天津、济南、武汉等）建立教会医院，并先后在这些医院里开设护士学校，招收初中、高中毕业生，学制3~4年。我国护理专业队伍逐渐形成。

1907年，受美国基督教卫理公会妇女部派遣，信宝珠女士在福州基督教协和医院从事护理指导工作，她看到当时的中国护士人数极少，外籍护士又分散在各地，因交通不便各地护士又很少联络，各家医院自行其是，护理工作没有标准，而当时医生已经由"中国博医会"组织起来，经常开展学术活动并出版医学刊物。信宝珠女士认为，中国应向欧美国家学习，成立一个护士组织，以训练和培养中国护士，统一全国护理教育标准，提高护理服务水平。于是她在1908年的《医学杂志》上刊登了一封"倡议成立中华护士会"的公开信，得到各界人士的热烈响应。

1909年，在美国护士信宝珠的倡导下，中华护士会在江西庐山牯岭正式成立，当时的会长都是由英国或美国护士担任的，会员也都是外籍护士。

1912年，中华护士会成立护士教育委员会，并对全国护校注册。

1914年，我国护士钟茂芳成为第一位被选为学会副理事长的中国护士。钟茂芳认为从事护理事业的人是有学识的，应称之为"士"，故将"Nurse"创译为"护士"，被沿用至今。

1920年，由中华护士会主办的、中国第一本综合性的护理刊物《中国护士季报》创刊号出版，季报主要报道各地医院的护理工作、护理教育情况和介绍各科护理技术。1931年，更名为《中华护士季报》。第二次世界大战和抗战期间停刊，1947年复刊时，再次更名为《中国护士季刊》。1949年停刊。

1921年，北京协和医院联合燕京、金陵、东吴、岭南大学创办高等护理教育，学制4～5年，其中5年制的学生毕业时可获得护理学士学位，至1953年止，为我国培养了一批高等护理人才。

1922年，我国参加国际护士会。

1924年，我国护士伍哲英接任中华护士会理事长。

1925年，中华护士会第一次派代表出席在芬兰召开的国际护士会会员国代表大会。

1932年，我国第一所国立中央高级护士职业学校在南京创立。

1934年，教育部成立护士教育专门委员会，规定高级护士职业教育招收高中毕业生，学制3～4年。然而，在半封建半殖民地的旧中国，经过60年（1888—1948）的漫长岁月，正式注册的护校只有180所，共计培养护士3万多人，远远不能满足亿万人民对卫生保健事业的实际需要。

2. 革命战争时期护理工作的发展

1927年南昌起义后，在井冈山建立了红军医院，并附设看护训练班；之后，又在闽西根据地建立了红四军后方医院，培养了许多医护人员。

1931年底，傅连暲医生在毛泽东同志的授意下，开设了中央护士学校。

1932年创建了第一所国立中央高级护士职业学校。

1937年在延安开办中央医院、和平医院等，培养了大批护理人员。

为了鼓舞护士工作，在1941年和1942年的护士节，毛泽东同志两次为护士亲笔题词"护士工作有很大的政治重要性""尊重护士，爱护护士"。党和革命领袖对护理工作的重视和关怀，极大地鼓舞了我军的广大护理工作者，他们浴血奋战、艰苦创业、默默奉献，谱写了永载史册的业绩，在我国近代护理史上留下了光辉的一页。

（三）中国现代护理发展

中华人民共和国成立后，我国护理事业在卫生工作"面向工农兵，以预防为主，团结中西医及卫生工作群众运动相结合"的方针指引下，进入了一个新的发展时期，经历了3个发展阶段。

1. 护理工作规划、整顿发展阶段（1949年10月—1966年5月）

中华人民共和国成立以后，我国的护理工作开始走上正轨。1950年8月召开第一届全国卫生工作会议，对护理专业的发展进行了统一规划，将护理专业定为中等专业教育，纳入正规教育系统。成立卫生教材编审委员会，编写统一的护士教材。特聘中央卫生部部长李德全和全国妇联主席邓颖超同志为中国护士学会名誉理事长，学会工作从此进入新阶段。1954年学会成立学术委员会，《护理杂志》创刊。1958年护士学会被吸收为中国科学技术协会成员。1964年，"中华护士学会"更名为"中华护理学会"。

中华人民共和国成立17年来，在党和政府的关怀重视下，旧社会遗留下来的护士生活、政治待遇、发展前途等问题都得到了相应的解决，充分调动了全国护士的工作热情，护理技术得到迅速发展。20世纪50年代初，大力推行"保护性医疗制度"，创造并推广无痛注射法，创立"三级护理制度""查对制度"，使护理工作逐步规范化。专科护理技术有重大突破，尤其是烧伤护理、创伤护理、心脏外科护理发展较快。我国第一例大面积烧伤患者邱财康的抢救成功和王存柏断肢再植成功，代表了我国解放初期的护理专业的发展水平，并为护理学从一门技艺向独立学科发展创造了条件。

2. 护理工作停滞阶段（1966年5月—1976年10月）

"文化大革命"10年中，中华护理学会和各地分会被迫中止工作，全国大部分护校被迫停办，医院护理管理和规章制度遭受破坏，使我国的护理事业在思想建设、组织管理、教育训练、业务技术、学术科研等方面都受到干扰和破坏，导致护理人员短缺和护理质量下降。但广大护理人员仍然坚守岗位，努力工作，积极参加医疗队，开展中西医结合疗法，为改善广大农村和社区群众的医疗保健工作做出了成绩。

3. 护理工作进入恢复、整顿与再发展阶段（1976年10月以后）

1976年以后，护理工作进入恢复、整顿与再发展时期；改革开放以后，护理事业开始朝着"专业化"方向发展，致力于发展有中国特色的护理事业。

（1）护理教育：1979年，国家卫生部先后颁发了《加强护理工作的意见》和《关于加强护理教育工作的意见》，从宏观上强化了对护理专业的管理，加速了现代护理学的发展进程。1980年，南京医学院率先开办了中华人民共和国成立后的第一期高级护理专修班。1984年1月12—15日，教育部、卫生部在天津联合召开全国高等护理专业教育座谈会，教育部、卫生部及天津医学院等单位的院长、副院长、教务长和护理系主任以及有关的护理专家参加了座谈会。会议提出要积极开展多层次、多规格的护理教育，并决定在高等医学院校内增设护理专业和专修科，恢复高等护理教育。当年，天津医学院开始招收首批护理本科生，恢复了停办30多年的高等护理教育。同年，国家卫生部领导成立了高等医学院校教材编审委员会，组织编审《护理学基础》《内科护理学》《外科护理学》《妇产科护理学》《儿科护理学》5本教材，由人民卫生出版社出版，为开展护理本科教育准备教材。1985年，北京医科大学（现为北京大学医学部）等11所医科大学开始招收护理本科生，一个中专、大专、本科齐全的护理教育体系已初具规模。1987年，北京市开展高等护理专科自学考试，并逐步扩展至全国部分大城市。同年，中华护理学会、卫生部和人民卫生出版社共同组织编审了26个分册的《护士晋升自学丛书》，为具有中专以上文化程度的护士开展自学考试提供教材。1988年，中国人民解放军海军军医学校对全军护士开展护理大专函授教育。1992年，北京医科大学被国务院学位委员会批准为护理硕士授权点，面向全国正式招收护理硕士研究生。2004年2月，国家教育部、劳动保障部、国防科工委、信息产业部、交通部、卫生部六部委联合行文，提出了加大护理人才培养的力度和高度。2004年7月，国内高等医学院校开始招收护理博士生。

（2）专科护理：随着人们对健康和疾病关系认识的不断完善，临床护理工作也发生了根本转变。护理工作除了强调配合医疗执行医嘱外，更重要的是对患者实施整体护理，全面照顾，促进身心健康。20世纪80年代引进的护理程序和责任制护理，是我国整体护理工作的初始阶段。90年代，经国外护理专家介绍，我国引进了先进的、符合人类要求的护理模式——系统化整体护理模式，在少数医院试点运行。1995年，卫生部通过联合国开发署项目所建立的模式病房和争创三级特等医院，开始了有组织的整体护理模式的试点工作，1996年8月，卫生部成立了"全国整体协作网"，推动了整体护理工作的开展，将护理程序贯穿到护理业务和护理管理的各个环节，促使护理质量的整体提高，同时，随着国际交流的增多，新技术、新设备的使用，我国的专科护理水平有了明显提高。

（3）护理管理：护理管理体制逐步完善，管理水平明显提高。建立了健全的护理指挥系统和各种护理制度、质量标准、操作规范等。1979年，国务院批准卫生部颁发的《卫生技术人员职称及晋升条例》明确规定了护理人员的专业技术职称，使护士的社会地位得到明显提高。为加强对护理工作的领导，1982年卫生部医政司成立护理处；各医院重建护理部，使新形势下的护理工作得到加强；护理队伍不断壮大，有力地配合了医疗、预防、康复、教学和科研工作的开展。1993年3月，国家卫生部颁发了我国第一个关于护士执业和注册的部长令和《中华人民共和国护士管理办法》，1995年6月，在全国范围内首次开展护士执业考试，考试合格获得执业证书者才能申请注册，护理管理工作开始走上法制化的轨道。

（4）护理科研与学术交流：积极开展学术科研活动，出版学术刊物。1977年以来，中华护理学会和各地分会先后恢复。1979年《护理杂志》复刊，1981年改名为《中华护理杂志》，并陆续发行了《国外医学护理学分册》《实用护理学杂志》《解放军护理杂志》《护士进修杂志》《护理研究》等20多种学术刊物。全国性的护理学术研讨会、各种类型的学习班日益增多，国际间护理学术交流不断扩大。一些高等护理教育机构或医院设立了护理研究所或研究中心，为开展护理科研提供场地和条件。

第三节　护理专业的发展与影响因素

一、影响护理专业发展的因素

护理专业的形成和发展与人类文化、科学进步息息相关，并深受社会变迁的影响。社会和科学技术的进步、经济的发展、人口结构的变化、人们对健康概念的重新认识、新的社会文化问题以及疾病谱的改变等因素都影响着护理专业的发展。如心脑血管疾病、恶性肿瘤和一些慢性病逐渐替代了传染病，成为威胁人类健康和生命的主要疾病。注重生物因素和躯体变化的生物医学模式被生理 – 心理 – 社会医学模式替代。护理如何适应医学模式的转变，现代科技与护理发展有什么关系，影响护理事业发展的因素是什么等问题成为护理专业人士研究的主要内容。

学习和了解影响护理学有关因素的主要目的是进一步理解护理与社会中各种变化的关系。作为卫生事业组成部分的护理专业应该对科学的发展和社会的进步做出什么反应，影响护理学发展的因素包括哪些问题。

（一）科学技术的发展

现代科学技术的进步推动医学和护理学的发展。

（1）抗生素的发现和使用，其他各种化学药物和治疗手段的广泛应用极大地降低了患者的死亡率和疾病的发生率。

（2）公共卫生的发展与预防接种等防病措施的普及，有效地控制了急、慢性传染病的发病率。如天花、麻疹、流行性脑膜炎等的预防。

（3）免疫学和生物技术的进展，使20世纪末的最后10年被认为是"疫苗10年"，许多新型疫苗正在研制开发。

（4）大量先进技术和仪器的应用，提高了临床诊断、治疗和护理的水平，如呼吸机辅助呼吸、心电监护仪监测病情变化、电动洗胃机及时抢救中毒患者、心脏除颤仪救治心脏骤停患者等，使护士能更有效地抢救和监护危重患者，从而降低患者的死亡率，延长生存期。

（二）医学模式的转变

20世纪40年代以前的生物医学模式，医护人员的工作重点是重视生物致病因素，否认或忽视心理社会等因素对健康的影响。护理工作只重视患者的局部生理、病理反应，忽视精神、心理、社会等对疾病的影响，从而出现护士关注的是患者的病，而不是有情感、有尊严、需要与人交往、需要自我实现的人。

20世纪70年代后，随着精神病学、心理学、社会学、行为医学等学科的迅速发展，人们逐步开始重视心理和社会环境因素对健康的影响。同时，疾病谱的改变、人们健康观念的变化，促使医学模式开始向生物—心理—社会医学模式转变。新的医学模式对护理学的发展影响极大，首先使护理学的指导思想和一些基本概念发生转变。

1. 有关人的概念

护理的服务对象不仅仅是"生物的人"，而是有精神、有情感、有思想、有尊严的"社会的人"，整体的人。人们生活在社会中，有独特的情绪和情感，有家庭和社会文化背景，有习惯、信仰、价值观等。护理工作应该充分调动每个人的主观能动性，通过健康教育等方式，丰富人的健康知识，增强自理能力。

2. 有关环境的概念

人的环境包括内环境和外环境。内环境指人的生理、心理、思维、思想和社会等方面。外环境是由自然环境和社会文化环境组成的。人的内外环境之间持续进行着物质和能量的交换和相互作用。

如患者因为长期吸烟，导致机体内环境发生病理变化——肺癌，患者收治入院，在住院期间，富有临床经验的医生、技术娴熟的护士，以及舒适的住院环境、恰当的健康教育等均可成为对患者内环境产生影响作用的外环境，促使患者不良的内环境向有利的内环境转变。护士的职责就是努力为服务对象创造良好的自然和社会环境，引导和改善服务对象不良的内环境。

3. 有关健康的概念

健康是医学中最基本的概念之一。过去认为，人体各器官系统发育良好、体质健壮、功能正常、精力充沛，并具有良好劳动效能的状态即为健康。而需要服药治疗或住院就是有病，事实上，给健康下定义是很困难的一件事。WHO对健康的定义是："健康不但是没有身体缺陷，还要有完整的生理、心理状态和社会适应能力。"这个定义说明健康理念应包括3个主要因素，即生理、心理、社会3个方面的完好状态，也就是说，健康不仅要求躯体完好，没有疾病，精神也应该健全无障碍，能够承受应激、克服困难，是能为社会服务的人。

在2001年中国亚健康学术研讨会上，医学专家们提出了预防医学的新课题——

防病治病与争取健康。专家根据调查研究结果提出，我国符合世界卫生组织关于健康定义的人群只占总人口数的 15%，这些人不仅仅是没有疾病，而且身体、心理和社会适应性都很好。与此同时，有 15% 的人处在疾病状态中。剩下的 70% 的人处在"亚健康"状态，也就是说有 70% 的人通常没有器官、组织、功能上的病症和缺陷，但是自我感觉不适，疲劳乏力、反应迟钝、活力降低、适应力下降，经常处在焦虑、烦躁、无聊、无助的状态中，自己觉得活得很累。对此，中国预防医学科学院院长巴德年院士指出：医界，包括医学教育者应将工作的重点从单纯的防病、治病转到关注健康，或者说关注亚健康上来，把 70% 的亚健康人群争取到健康队伍中来。还有学者认为：健康和疾病之间没有明显的界线，是一个连续的过程，在这个过程中，高水平的健康和死亡各处于过程的两端，大多数是处于连续的中间过程，但这个过程每时每刻都在发生变化。

健康是动态的，是因人而异的，是受年龄、文化背景、社会地位、既往经历和心理状态影响的。每个人的健康观念都不相同，每个人每个时期的生理变化和健康状态也不相同。不同时期有不同的健康标准。

护士的职责就是帮助人们树立正确的健康观，增强抵抗疾病的能力和战胜疾病的信心，使处在不同阶段的人们能够采取适当措施，保持个体处于最佳状态。

4. 有关护理的概念

我国护士将护理概念概括为了解个人健康状况的动态变化，对所出现的健康问题进行辨证、准确施护，帮助个人掌握健康知识，从自身状况出发，防治疾病，增强对疾病的应对及适应能力，达到身心最佳状态。在探讨护理的特点时，我国护士将护理的认知概括为情、理、知、行 4 个方面："情"表现为护患关系，重点在于提升护士的照顾意识，体谅患者的痛苦，做到想患者之所想，急患者之所急；"理"在于尊重生命、尊重人的尊严和服务精神，重点在于对道德价值的探求和验证，以培养护士的道德情操、伦理思想和临床思维判断能力；"知"是由实践而获得的学问和技能，重点在于强化护士的专业知识意识；"行"是致力于促进和改善人们的健康，是情、理、知的体现，是将知识、经验、情感和理性思维汇集于一体，用心血和爱心为人类生、老、病、死提供服务。

（三）疾病谱的变化

随着我国社会经济的发展和医疗卫生的进步，人们生活的改善和生活方式的变化，我国的疾病谱正在发生变化。

1. 发病率和死亡原因的变化

由于抗生素和疫苗的应用、人口老龄化的出现、生活和工作方式、心理状态、环境污染和职业危害等因素的影响，急性、传染性疾病逐渐减少，与心理、社会因素关系密切的心脑血管疾病、恶性肿瘤、糖尿病、遗传性先天性疾病等慢性非传染性疾病的发病率、病死率逐步升高，并成为死亡的主要原因。

20世纪50年代，我国死亡前4位的主要疾病是呼吸系统疾病、急性传染病、心脑血管疾病、消化系统疾病。90年代，我国死亡前4位的主要疾病是心脑血管疾病、恶性肿瘤、呼吸系统疾病和意外伤害。

2. 致病因素的变化

近20年的研究证明：环境因素、生活方式、遗传性因素和医疗卫生服务方式等与人的健康有着密切的关系。统计资料表明，威胁人类健康的主要疾病10%是由生物因素引起的，10%与遗传因素有关，30%起源于环境因素，而50%与不良生活方式有关。

（1）环境因素：由于工业化和生态破坏引起的环境污染加重，环境危害带来的健康问题日益突出，成人和儿童哮喘等疾病的发病率升高（1%～5%），还有砷等金属类中毒，地方性疾病的流行等。

（2）不健康的生活方式：饮食结构不合理、吸烟、过量饮酒、缺乏锻炼、滥用毒品对人体健康的影响越来越明显，是引起多种慢性疾病的最主要原因。据2002年的不完全统计，我国的各类吸毒人员已超过400万人，烟瘾患者3.4亿人，酒瘾患者3000万人，网络成瘾者360万人，并以几何速度在不断增长。

（3）公共卫生和社会问题：公共卫生和社会问题导致一些新的传染病正威胁着人类的健康（药瘾、性病、精神障碍、艾滋病等），病患者数明显增加。自1994年以来，我国艾滋病流行正进入快速增长期，成为重要的公共卫生问题和严重的社会问题。最值得注意的是，2003年春季在我国北京、广州、山西、香港等地流行的SARS，传染性强、感染率高、病死率高、无特效治疗方法，使护理工作面临着巨大的挑战。

因此，采用生理、心理、社会、行为等多种预防及控制的方式进行综合防治，是医学界的主要研究内容，也是护理工作者应努力的方向。

3. 对健康教育的需求

健康教育滞后是我国人群生活方式疾病增多的根本原因。现代化社会中，紧张的生活节奏和激烈的工作竞争会对人的心理造成巨大压力，带来许多心理社会问题，患心理障碍和情感障碍的人数逐年增多，自杀率增高，而这些健康问题是可以通过有效预防措施避免发生或减少发生的。许多国家的护士法明确规定：护士有教育患者的责任，患者有接受健康教育的权利。健康教育能够帮助人们改变不正确的健康观念；改变不良的生活方式；增强自理知识和能力，提高预防、治疗、护理和康复的知识等。

健康教育的对象是患者、患者亲属、社区人群等。护士是健康教育中的关键角色。开展健康教育是护理工作的重要任务之一。通过健康教育，帮助人们改变高脂、高糖饮食习惯、肥胖、吸烟、酗酒、吸毒、不洁的性生活等不良的生活方式，保持良好心态和采取健康的生活方式，使因生活方式引起疾病的发病率下降，同时也可节省医药开支。

慢性非传染性疾病具有死亡率高、病程长、预后差、易反复、医疗费高等显著特点，是健康教育的主要人群；积极开展健康教育，做好健康促进，是预防和控制慢性非传染性疾病的有效措施。近几十年来，发达国家将健康教育视为卫生保健工作中必不可少的一个方面。

（四）不同人群健康需求的变化

1. 人口老龄化

联合国规定：65 岁以上人口占总人口的 7% 以上为老龄化国家。联合国最新统计数字显示，2002 年，全世界 60 岁以上的老人为 6.29 亿人，占世界人口总数的 10%。其中，1/5 生活在中国。预计到 2050 年，全世界将有 19.64 亿老年人，占全世界总人口的 21%，平均每年增长 9000 万人。

目前，我国人口老龄化的速度正在加快，老龄人口的绝对数占世界第一。我国北京、上海、天津、重庆等大城市已进入老龄化城市。

人口老龄化是严重困扰人们的现代社会问题。据统计，约 80% 的老人有慢性疾病，约 18% 的老年人肢体活动受限或卧床在家。因此，人口老龄化将大大增加老年护理的需求量，老人院或临终关怀等护理机构的需求增加。

2. 妇女儿童的健康需要

WHO 报道，全世界每年有 50 万妇女死于不安全分娩和流产。我国一些边远、贫困地区由于医疗条件差，许多产妇生产由非专业人员接生，孕产妇死亡人数约达 61.9 万，而发达国家的孕产妇的死亡人数则小于 10 万。

3. 人口集中于城市

我国目前卫生工作遇到的新问题就是城市化速度增快；大量流动人口由农村移向城市或城郊；广大农村缺医少药是亟待解决的问题。国家开始普及医学科学知识，提高农民的意识和自我保健能力，培养良好的卫生习惯，提倡文明健康的生活方式。

4. 对预防保健需求的增加

社会主义现代化建设的目标是"人人享有卫生保健，不断提高全民族的健康素质"。随着文化、生活水平的提高，人们不再满足于温饱和身体没有疾病，而是希望提高生活质量，获得身体、心理、社会各方面的健康，更好地应对现代社会的压力。因此，人们对相关的预防保健知识需求量增加，这就要求扩大护理工作的范围和提高护理服务的质量。

（五）消费者运动与医药卫生改革

20 世纪 60 年代末期，美国开始兴起消费者运动，公众开始监督产品和服务质量，并向医疗卫生行业发展。健康、保健也被作为一种市场。

患者作为消费者，有权利选择和监督健康服务机构。目前，美国的医疗消费者协会已参与到各种健康服务的过程中，主要工作内容是控制医疗费用上涨、制定健康保健计划、参与各种专业注册机构的工作等。

随着我国社会主义市场经济体制的逐步确立、国有企业改革的不断深化、医疗保险制度的普及，患者作为消费者的自我保护意识逐步开始向医药卫生行业渗透。

二、护理专业角色的发展

护理专业人员从"前专业"的家庭照顾者成为高层次技能型应用人才。护士的专业角色正在发生着重要变化。

（一）护理的专业特征

1. 为人类和社会提供健康服务

护理是利他的活动，护理的目的是预防疾病，延长生命，提高生命质量，减少死亡，增进人类身心健康。而不是为了单纯地获取报酬。

2. 具有独特的知识体系

20 世纪 70 年代，护理独特理论开始形成，并逐步发展和完善，为护理实践提供了理论框架。任何理论的发展都需要以科学研究为基础，越来越多的护理学者应用科研的方法阐明和检验护理概念及其相互关系，使理论对护理实践具有更强的预测性和控制性。

3. 具有专业知识

作为一名专业人员，需要具备较深厚的专业基础知识和技能水平。护理教育的开展，使护士能够在就业前具备专业所需的知识和技能，达到一定的专业标准。同时，在护理实践中，护士可以通过继续教育，更新知识，跟上社会、科学变革的步伐。

4. 具有自主性

护理专业组织和团体不断扩展，在支持和保证实施高标准的实践活动和促进专业发展中起到越来越重要的作用。如我国的中华护理学会，积极参与制定有关护士方面的相关政策、法规和专业标准，以监控护理专业活动，加强护士管理；同时，为广大护理人员谋取福利、提供教育机会，争取应有的权利和地位；护士对自己的专业行为负有责任，也增强了自主性。

5. 具有伦理准则和道德规范

护理伦理准则和道德规范是护士工作中的指南。

国际护理学会提出的护理伦理准则：护士的职责是促进健康、预防疾病、恢复健康和缓解疼痛。护理的需求是广泛的，护理中蕴含着尊重人的生命、尊严和权利。不论国籍、种族、血统、肤色、年龄、性别、政治或社会地位均获得同等的尊重。护士为个人、家庭和社区提供健康服务，而且与其他有关人员共同合作完成其服务。随着医学科学的发展，护士将面对更复杂的伦理问题。

6. 把本专业作为终生的事业

绝大部分护理工作者具有不断追求的精神，通过各种教育机会，提高学历，增加和更新专业知识，把促进护理学发展作为自己终身的目标。

（二）传统的护士角色

在护理发展的历史进程中，护士曾被视为类似于母亲、修女、医院的仆人和医生的助手等角色。传统的护理工作被人们认为是简单地照顾患者，从事护理工作的人员不需要专门的训练即可胜任，护士的形象也是原始和单一的。

1. 民间形象

英语单词"Nurse"的原意是给小孩喂奶，包括体贴、保护和照顾的含义。护士不需要专业知识，只需要像母亲一样照顾老弱病残幼的日常生活，满足他们的生活需要。

2. 宗教形象

受宗教观的影响，基督教徒们认为照顾患者与拯救人们的灵魂一样重要。因此，在中世纪的欧洲，不少教会开办医院，以拯救受苦受难的民众。照顾患者的工作主要由修女担任。

3. 仆人形象

仆人的形象起源于 16—19 世纪，是护理史上的最黑暗时期。在这段时期，疾病被看成是上帝对罪人的惩罚，没有人愿意去照顾生病的"罪人"。护理工作主要由出身卑微、贫穷，甚至道德不好的妇女担任，因此护士被看成是仆人。

传统的护理像保姆一样的工作地位，护理处于医疗的从属地位，即所谓"医生的嘴，护士的腿"。护士只是简单地执行医嘱，提供生活照顾，是医生的助手，处于医疗工作的辅助地位。

（三）现代护士的专业角色

现代护理为适应社会发展和人们的健康需要，护士角色范围扩大，由单一的照顾角色向复合的独立角色转化。每个角色只反映一个人的一个方面，每个人在生活工作中都有会承担多个角色。如一位女护士，工作中承担专业护士的角色，在家里既承担母亲的角色，又承担妻子的角色，还可以承担女儿的角色，在人际交往方面承担朋友的角色等。如何在新形势下做好角色和意识的转变，是护理人员面临的课题。现代护士角色应该具有以下 8 个方面的特色：

1. 提供照顾者

提供照顾是护理最基本的功能，也是其他护理角色的基础。当患者因某种原因不能满足自己的基本需要时，护士通过评估患者的需要，根据每位患者的具体情况，采取有效的护理措施来满足患者的需要，包括使患者舒适、减少刺激、给予治疗、控制感染、预防并发症、促进疾病的康复，达到良好的身心状态。

2. 决策者

在贯彻护理程序过程中，除了执行医嘱外，还应对属于护理范围的、能在护理方面解决的问题做出决策，并采取护理措施予以解决，专业护士应具有能独立处理问题的能力。

3. 管理者

每个护士都应有管理的能力，根据患者的情况进行合理的安排，包括入院介绍、饮食指导、物品管理、病房陈设等。

4. 教育者

对患者进行健康教育是护士的重要职能之一。只有患者掌握了有关预防、治疗以及自我照顾的知识，才能达到更高的健康水平。如糖尿病患者，如果他不知道饮食治疗的重要性，不知道药物使用的注意事项，疾病就不能得到很好的控制，并发症会很快出现，患者的生活质量会快速下降。进行健康教育要因人而异，注意了解效果，不要流于形式。护士可以在护士学校、医院、家庭和社区等各种场所行使教育职能。

5. 咨询者和顾问

（1）咨询者：护士应运用治疗性沟通技巧，与患者、亲属、医生和其他保健人员进行有效沟通，鼓励服务对象讲出受到的伤害、心理的不适、疾病与健康中存在的问题等，帮助服务对象找出现存的或潜在的健康问题，发现最佳的解决办法，提供有效护理。护士是"实现人人享有卫生保健"的主要力量。

（2）顾问：护士应帮助服务对象预防疾病，恢复健康。如对糖尿病患者，帮助他们学会检测尿糖，学会饮食控制，了解低血糖的临床症状，掌握预防并发症的措施等。

6. 合作者和协调者

现代护理学要求护士与服务对象、家庭以及其他健康专业人员紧密合作，以更好地满足患者的需要。包括协调患者与医生的关系，患者与营养师和康复技师的关系，患者与其他护理人员之间的关系等，重要的是让患者直接参与到治疗与护理过程，并指导、帮助、组织各类人员为患者提供服务。

7. 患者利益的维护者

护士作为患者利益的维护者，有责任帮助患者理解从其他健康服务者处获得信息，补充信息，并保护患者的利益和权利不受损害。

8. 研究者和改革者

在原有的基础上努力发展新理论、新技术，积极开展科学研究和高等护理教育，以适应医学科学发展的需要。

（四）护士专业角色的扩展

1. 教育者

教育者主要在护理学院（校、系）、护士继续教育培训部门、患者健康教育服务中心工作；教育者应经过高等护理教育，具有扎实的理论知识、丰富的临床实践经验和专科护理知识。

2. 临床护理专家

临床护理专家在护理的某一领域，如在成人护理、老年护理、精神心理护理、妇幼护理、急救护理领域工作；具有丰富的专业知识和技能。

3. 助产士

助产士是具有护理和助产知识的护士，能够在社区独立为家庭提供产前、产中和产后及新生儿的护理，也包括一些妇女保健工作、计划生育以及处理一些较轻的妇科疾病。

4. 开业护士（Nurse Practitioner）

必须经过专门训练或具有护理硕士学位。主要是为各年龄组的个人及家庭提供有关信息，协助做出重要的健康决定和选择有益的生活方式。能独立诊断和治疗常见疾病，与其他健康促进者合作，促进患者健康。

5. 护士麻醉师（Nurse Anesthetist）

受过麻醉专门知识训练的注册护士在具有丰富经验的外科麻醉医师的指导和监督下从事外科麻醉工作。

6. 管理者（Nurse Administrator）

管理者专门从事护理管理工作。具有相关的护理学位和管理硕士学位两种学位。负责财务预算、人员招聘与安排、制定机构的工作计划、进行护士培训、参与卫生保健方针政策的制定、促进医疗保健制度的改革等工作。要求具有护理学知识、管理学知识，以及计划、决策、解决问题、与人合作和经营等能力和诚实、乐观、敏锐、勇于变革性格特点。

7. 研究者（Nursing Researcher）

研究者是专门从事护理研究的人员。要求具有博士学位，有较强的科学研究能力。能够进行护理理论的验证研究，适应医学科学发展的需要。

8. 个案管理者

为患者提供从患病到恢复健康全过程的照顾，帮助患者顺利从一个健康机构转达到其他场所。可以由护士担任，但应具有某一特殊领域的专业证书或学位，有较强的沟通能力和合作能力。主要参与患者及其亲属每一阶段的护理活动等工作，包括入院介绍，提供健康教育资料，与患者共同制定和实施护理计划，安排出院或转院事宜，向社区健康服务人员介绍患者情况，出院后随访以确认康复情况，评价护理结果等。帮助服务对象降低医疗费用，促进与所有健康保健服务者的合作，有效、合理地利用社区服务资源，增加对患者患病过程的持续护理，最终使患者在家庭中独立地应对生活。

由于医学科学的发展，护士的专业角色还在进一步扩展，如造口师的出现。在发达国家，护士的社会地位和形象也正在发生变化。

（五）专业护士的特征

随着护理学的发展及护士专业角色的扩展，社会和健康服务对象对护士的素质要求也越来越严格，作为一名专业护士，应具备以下特征：

1. 具有丰富的专业知识、熟练的操作技能

护士除了具有一定的基础理论外，还必须具备丰富的专业理论知识和专业技能操作水平。具有敏锐的观察能力和综合分析判断能力，树立整体护理观念，能用护理程序解决患者的健康问题，具有开展护理教育和护理研究的能力。

2. 具有良好的仪表和形象

护士应该仪表端庄整洁、仪态适宜、和蔼可亲、自然亲切，使患者感到容易并且愿意接近和交流。同时，护士应有健康的生活方式，为他人起表率作用。

3. 具有高度的工作责任心和良好的职业道德

护理工作的特殊性要求护士工作认真细致，敢于承担责任，遵守职业道德规范和伦理原则，责任心是做好护士工作的重要保证。护士工作具有很强的"慎独"精神，在任何时候，任何情况下，都要自觉地遵守各项规章制度，自觉地维护患者的权益，敢于承担责任，工作认真细致，这样才能让患者产生信任感。

护士职业道德的突出表现是无私的奉献，视患者如亲人，以患者之忧而忧，以患者之乐而乐。护理工作是一种崇高的职业，但也是必须付出艰苦劳动的事业。特别是临床护理，对危重患者的护理，对传染病患者的护理，对肿瘤患者在化学治疗时的护理等，不仅要付出辛勤的汗水，还要承担一定的风险。

4. 能做到换位思考和保持敏感

换位思考就是用别人的眼光来观察世界，即能从患者的角度去感受、理解他们的心情。换位思考是沟通过程中最重要也是最复杂的变量，是护患之间取得理解的前提。在护理工作中，对患者的各种需求应保持敏感，设身处地地为患者着想，尊重患者、体贴患者、理解患者，及时发现和解决问题，帮助患者恢复健康。

5. 具有独立解决问题的能力

护士对患者所实施的治疗方案以医嘱为依据，而护理则是根据患者的病情进行，

这就要求护士在丰富自己知识的基础上，通过分析、判断集中提出护理诊断或问题，制定护理措施，确定护理目标，减轻患者痛苦。

6. 具有沟通和进行教育的能力

护士的沟通能力表现在护士与周围人进行信息传递和交流时，包括护患沟通和医护工作人员的内部沟通。随着社会的进步，人们对健康的需求越来越高，但在实际工作中，需求与满足需求之间存在着矛盾，如果处理不好，轻者影响护患关系，重者可能导致医疗纠纷。因此，在护理工作中，护士要根据患者的具体情况采取适当的沟通方式，如与情绪低落的患者沟通，可以给患者提供一个发泄的环境；与有听力障碍的患者沟通应注意面对患者，增加身体语言的表达方式；与情绪愤怒的患者沟通，应了解和分析患者愤怒的原因，并注意安抚患者等。

7. 具有独立学习的能力和进取心

现代护理服务的对象不再局限于患者，还包括健康人，这对护理人员提出了更高的要求，要达到这个要求，就必须善于学习，从书本中学习新的理论、新的进展，从专业组织和专业会议中学习新的知识，通过学习，提高自己的思维分析能力和临床工作能力。

8. 具有自我评价的能力

专业护士要对自己有正确的评价，了解自身的长处和潜力，弱点和缺点，注意在工作中扬长避短，不断发展。

三、我国护理的发展方向

随着 21 世纪的到来，我国护理事业面临着更大的挑战和机遇。如目前的护理模式是否能够满足人们的健康需求和实现"减少疾病、保持健康、促进健康"的使命，护理的发展与现代科学特别是医学科学的发展是否相适应等，都是亟待考虑的问题。新世纪我国护理的发展趋势主要包括以下几个方面：

（一）体现现代护理的发展趋势

21 世纪现代护理的发展趋势——以患者为中心，根据患者身心、社会及文化等需要，按护理计划、护理方案进行整体护理、健康教育和社区保健。世界卫生组织对健康的定义是："不但没有疾病或缺陷，还要有完好的生理、心理状态和完好的社会适应能力。"随着社会的进步、科学的发展，人民的健康观念也在不断转变，现代健康观念已取代传统的"没病就是健康"的观念；医学模式也由单一的生物医学模式向生物—心理—社会医学模式转变。我国护理模式发展也从以疾病为中心的护理阶段发展到以患者为中心的护理阶段，目前正向以人的健康为中心的护理阶段发展。护理服务的对象和范围也由原来的患者扩展到所有需要护理服务的人，由家庭到社区。护理学的核心思想从单一的疾病护理向重视身心健康的整体护理拓展。

（二）改革护理服务体制

医疗体制的改革、减员增效措施的落实、保险机制的引入、市场经济的观念和消费者意识都将促使护理服务体制的改革，主要体现在两方面：

（1）确立以患者为中心的护理指导方针，积极开展整体护理，以患者的满意度作为护理质量评定的重要标准。

（2）实施《中华人民共和国护士管理办法》，通过立法建立护士资格认证和考试注册制度，保证护士的基本资格和相应的权利和义务，提高护理队伍的专业素质，保护患者的合法权益。使护理管理法制化、规范化。合理利用护理人力资源。

（三）转变护理模式

我国的护理模式正在从以疾病为中心的功能化护理模式向以患者为中心的系统化整体护理模式转变。以疾病为中心的护理主要表现为护理模式流水作业式的功能制护理，护理重点在于执行医嘱和完成常规护理操作，护理人员的任务只是机械性地完成本班的护理工作，护理工作表现出明显的依附性。系统化整体护理是以现代护理观为指导，以护理程序为核心，将临床护理与护理管理的各个环节相结合，按照护理程序的科学工作方法，为服务对象解决健康问题，实施整体有效的护理。

系统化整体护理的基本内容是以生物医学技术为指导对各种疾病的技术护理，以心理、行为医学为指导对患者的各种心理护理，以社会医学、生态环境医学为基础对患者健康的指导与管理。

世界卫生组织对人类健康概念的重新界定，使人们从新的角度重新认识了健康和疾病的概念。美国医学家恩格尔首先指出生物医学模式的缺陷是"疾病完全可以用偏离正常的可测量生物（躯体）变量来说明；在它的框架内没有给病患的社会、心理和行为方面留下余地"。事实上仅用生物医学解决不了诸如结核病、性病、艾滋病等疾病的发生、流行和预防问题。因为这些疾病更多地决定于人们的生活方式和行为以及经济条件、文化水平等社会因素。疾病研究的深度从细胞水平转向分子水平；疾病研究的广度从躯体本身扩展到人体生存的自然环境、社会环境（社会制度、经济状况、文化水平、生活方式、风俗习惯等）以及心理活动对健康的影响。这就要求护理工作者必须从生物、心理和社会这样一个整体的观点出发，除了注意人的躯体变化之外，还要了解人的心理状态、情绪反应、性格特征及社会背景等方面的情况。在对这些资料进行全面整理和分析的基础上，进行系统的、有计划的、科学的护理，即对患者实施整体护理。

（四）临床护理与健康教育一体化

世界环境与发展大会已将人类的生存和健康作为 21 世纪最重要的发展目标。在新的世纪，"人人享有健康保健"这个战略目标要求护理人员在整个临床护理过程中贯穿健康教育，健康教育已成为护理工作的一项重要内容。护理人员有"教育患者的责任"，患者有"受健康教育的权利"。护理人员可以通过健康教育来改变人们的健康观念，改变不利于健康的各种行为习惯，促进有利于健康的行为，建立良好的生活方式，让患者主动参与医疗保健工作，减少并发症，提高生活质量，达到精神、躯体和社会关系等方面的完善。

目前，心脑血管疾病、恶性肿瘤和呼吸系统疾病已占据我国死亡顺位的前列，这与精神应激、劳累过度、饮食习惯、生活习惯等密切相关。同时，由于滥用药物和不良行为方式等导致的疾病也在增加，如艾滋病的蔓延正在严重威胁人类健康。健康教育是预防和控制以上疾病的有效手段之一。对此，要求护理人员在社会、家庭及个体健康服务中担任教育者的角色，向全社会提供卫生宣教。

（五）护理教育改革

在护理学科、现代教育和科学技术发展的影响下，我国护理教育发展变化主要表现在 3 个方面。

1. 完善护理教育体制

形成从中等护理教育到博士教育的多层次教育；形成在开展普通高等教育的同时，发展面向在职护士的成人大专和本科学位教育，包括自学考试、远程教育、函授教育和夜大等多渠道教育；形成社区护理、职业护理、开业护士、造口护理师等多种教育项目教育。同时，还利用非学位教育的继续教育，提高在职护士的业务水平，更新其专业知识。

国外护理教育以学士学位为主，从事护理教育、护理管理、护理研究等的护理人员需要有硕士、博士学位，拥有高学位的护理人员越来越多。

我国提高护理教育层次的护理教育改革正在进行，大专教育和高等职业护理教育将逐渐取代中等护理教育，临床一线的护士学历以大专和本科层次为主；硕士教育主要立足于培养高层次、高水平的护理师、护理管理人才和临床护理专家。

为了使护理专业能适应现代科技的发展，适当扩大护理硕士教育，开设护理博士教育是我国护理教育的发展趋势。

2. 课程设置和教学内容的改革

目前，各高等院校对护理专业的课程设置均进行较大幅度的改革。从课程设置、教学方法，教学时间等各方面进行改革。大幅度增加了人文学科内容，如哲学、音乐、社会学、心理学、美学、教育学、卫生法律、管理学、人际沟通、健康教育内容等课程，注重培养学生动手能力和评判性思维能力，更好地突出了护理学的特点。

3. 教学方法的改革

在教学方法和手段上进一步体现多样化和现代化。减少课堂讲授时间，避免一言堂，避免照本宣科，避免满堂灌；增加小组讨论、专题讲座和实际训练的时间；让学生早期接触临床，早期接触患者；强化基本技能操作等。理论教学与实践教学的时间从原来的 3：1 调整到 1：1。增加实践教学的时间。培养学生理论联系实际的学风。充分利用现代的电教设备，采用直观教学——幻灯、电视、电子计算机、多媒体。

（六）大力开展社区护理

从促进健康、预防疾病的角度开展社区卫生服务是提高整体人群的健康水平和国民健康指标的有效措施。我国在 1997 年开始提出积极发展社区卫生服务，并逐步形成功能合理、方便群众的服务网络。1999 年，卫生部再次提出要大力发展社区卫生服务。社区护理作为社区卫生的重要组成部分，形成了护理专业发展的一个重要领域。

社区护理以个人、家庭及人群为服务对象，重点是社区人群。社区护理的工作特点是以健康为中心，以集体为中心，具有高度的自主性与独立性，个案时间长，与各方面加强合作。护理的目的是保护人们脱离危险因素、预防疾病，促进整体人群的健康。我国社区护理的三级预防主要是：

（1）第一级预防：第一级预防也称病因学预防，是指在发病前所采取的预防措施。如指导平衡饮食，合理的生活方式，适当的体育锻炼及疾病普查，环境的调查等。也可开展预防接种、婚前卫生、孕产妇和新生儿随访及儿童保健等预防疾病的措施。

（2）第二级预防：第二级预防也称发病期预防，主要是做好早期发现、早期诊断和早期治疗。

（3）第三级预防：第三级预防也称临床预防，是指病残预防，包括防止并发症，减轻伤残程度，开展功能性康复，心理健康指导等。

开展社区护理有利于老年人的护理，慢性患者的居家护理，伤残患者的长期照顾。

医学科学的发展，使护理工作的内容、范围不断扩大，并越来越显示出其重要地位。我国 2003 年春季在抗击 SARS 的过程中，广大护理人员不但坚持在工作的第一线，挽救了许多垂危患者，甚至献出了自己的生命。在发病地区，与公共卫生工作者一起，隔离传染源，切断传播途径，保护易感人群，取得了短期内控制疾病传播的成绩，提高了广大人民群众对护理工作者的理解和支持，提高了护理工作者的社会地位，在人们心中留下了美好的形象。

第二章　老年护理概述

第一节　老年人的生理特点

世界卫生组织（WHO）对老年人年龄划分标准是：发达国家将 65 岁以上人群定义为老年人，发展中国家将 60 岁以上人群定义为老年人。老化是一种自然现象，是机体逐渐进入衰老的过程。衰老指机体随时间推移自发的一种必然过程，出现一系列结构的退行性改变及功能衰退，抵抗力和适应性减退，是多因素作用的结果。了解老年人生理特点和老化特征，能及时发现老年人产生健康问题的原因并进行多学科干预，有效维护和促进老年人身心健康。

一、形体改变

人体衰老首先表现为外貌特征的变化，如毛发变白同时伴有脱落，眼球凹陷、眼睑下垂，牙齿脱落，皮肤松弛老化、弹性下降、粗糙、失去光泽、色素沉着、褶皱增多，局部皮肤出现老年斑，肌肉萎缩，椎间盘脱水变薄、发生萎缩性改变，脊柱及下肢弯曲程度增加导致身高降低，骨质疏松，细胞及脏器组织萎缩、脱水等使体重下降。

二、人体构成成分的改变

（1）含水量降低：成年人体重的 60% 为水分，老年人体内水分逐渐减少，主要为细胞内液的减少，细胞外液不变。

（2）细胞数量减少：衰老可使细胞数量减少、细胞萎缩、细胞体积减小等，从青年至老年体内组织细胞可减少约 30%。

（3）脂肪组织增加：人体内脂肪组织可随机体的老化而增加，其增加比例存在个体差异，是多余热量转化为脂肪储存于体内的结果。

三、解剖结构的改变

（1）循环系统：老年期心血管会出现一系列退行性和适应性改变。心脏表现为心房增大、心室容积减少、瓣环扩大及瓣尖增厚的特点，冠状动脉扭曲、硬化，大动脉壁中层增厚，管壁弹性降低。

（2）呼吸系统：老年人胸廓易变形，多呈桶状胸，肺组织的弹性纤维减少，肺泡张力降低，肺泡融合且肺泡壁变薄，胸廓及肺顺应性下降，呼吸肌力量减弱。

（3）消化系统：老年期人体会出现消化系统形态的变化，如食管括约肌松弛，胃平滑肌层变薄，胃黏膜、小肠黏膜萎缩等。

（4）内分泌系统：老年期胰岛收缩，胰腺腺泡缩小，胰叶间质增加，胰岛细胞纤维化，细胞逐渐减少。

（5）泌尿系统：老年人肾的体积缩小，重量减轻。正常肾小球和肾单位逐渐减少，肾动脉呈螺旋状改变，肾皮质血流量减少；膀胱肌肉萎缩，肌层逐渐变薄，肌肉松弛且无力。

（6）神经系统：大脑体积变小，重量减轻。侧脑室扩大，脑回变窄，脑沟增宽，脑室壁凹凸不平明显，脑组织萎缩，脑的水分减少。

（7）运动系统：衰老使骨骼内部结构发生明显变化，如骨基质变薄、骨小梁减少，导致骨密度减少，骨质疏松，易出现脊柱弯曲；关节软骨粗糙、破裂，完整性受损，肌纤维萎缩，弹性下降，易出现疲劳、腰酸腿痛等。

四、人体功能的改变

（1）循环系统：老年人心脏、血管功能和心血管活动的调节能力减弱。随着主动脉及周围血管的老化，心脏顺应性降低，心收缩能力下降，心输出量减少；血管壁增厚、宫腔缩小、血管变硬、弹性减弱，外周血管阻力增加，故老年人易患冠心病、脑血管意外等疾病。

（2）呼吸系统：呼吸肌的力量减弱，肺部通气功能降低，气体交换能力下降，易导致机体缺氧和二氧化碳潴留。呼吸道黏膜腺体退化、黏膜萎缩，分泌水分及黏液的功能降低，分泌的免疫球蛋白减少，使机体对细菌和病毒的防御能力降低，易导致呼吸系统感染。

（3）消化系统：老年期胃肠蠕动能力下降，易发生消化不良和便秘，胃壁血流量下降，使黏膜防御能力减退。小肠消化和吸收功能下降，大肠运动能力降低，肛门括约肌的张力减弱，可出现大便失禁的现象；肝血流量下降，肝脏对药物代谢的速度减慢；胰液中消化酶含量减少，活力下降；胆汁分泌变浓，胆固醇含量增高，因此老年人易形成胆结石。

（4）内分泌系统：衰老使组织对胰岛素的敏感性下降，造成对葡萄糖的耐受性降低，因此餐后血糖高的时间持续较久，使糖尿病的发病率增高。

（5）泌尿系统：肾脏对尿液浓缩、稀释功能和酸碱平衡的调节能力下降。肾脏产生生物活性物质及排泄代谢废物的功能减弱，膀胱容量减小，易出现不受控制的收缩，膀胱既不能充盈，又不能排空完全。老年人夜尿增多，排尿反射减弱，控制排尿能力下降，可出现尿失禁。

（6）神经系统：老年期神经传导速度减慢，反应迟钝，信息处理能力和记忆力减退，注意力不集中，协调性变差，运动障碍等。

（7）运动系统：老年人骨总量降低，骨骼不能承受正常生理负荷，易发生骨折，关节出现退行性改变，运动障碍更加明显。

第二节　老年人的护理原则

老年护理指为老年人提供预防保健、医疗护理、精神慰藉、康复及娱乐等一系列服务，促使其达到最佳身体、心理和社会功能状态。老年护理工作有特殊的规律和要求，为提高老年人生活质量，保持最佳功能，在护理实践中应遵循护理原则。

一、护理评估原则

（一）熟悉老年人身心特点

护士须客观、全面地了解老年人的健康情况，熟悉老年人生理性与病理性改变的特点。生理性改变是指衰老导致机体必然发生的各种退行性改变；病理性改变是由生物、物理或化学因素造成的老年性疾病。生理性和病理性改变在多数老年人身上往往同时存在，相互影响，因此护士在评估时，应注意区分与衰老相关的生理性改变，辨别正常老化和现存或潜在的问题，选择适宜的护理措施。

老年人身心变化不同步，常见心理变化特点如下：①在认知方面，注意力不集中，反应迟缓，记忆力减退，学习新知识和接受新事物的能力下降。②在特性、个性方面，可出现孤独、任性、无法把握现状而造成烦躁、焦虑等。③老年人受社会因素影响较大，心理改变存在个体差异，但情感和意志相对稳定。

（二）明确辅助检查结果

辅助检查结果可因正常老化、疾病或服用某些药物而出现异常，目前有关老年人辅助检查结果参考值的资料较少，临床中可采用参考范围或年龄校正可信区间的方法确定检查结果。同时，护士应结合病情变化，通过长期观察及反复检查，正确辨别生理性老化和病理性改变，给予适当的处理措施。

（三）熟悉老年人疾病非典型性表现

老年人易并发多种疾病，且感受性下降，发病后典型症状和体征不明显，又称非典型性临床表现。如老年人患肺炎时，常无呼吸系统症状，仅表现为全身无力、食欲减退、突然意识障碍等。老年人这种非典型性临床表现的特点，易导致漏诊、误诊，给疾病的诊治带来一定困难，故应重视老年人客观检查结果，特别是意识及生命体征的评估。

二、健康教育原则

（一）科学性原则

科学性是护士进行健康教育的根本要求。健康教育内容应具有实用性、科学性，通过生活中的实例、可靠的资料及临床工作经验，结合老年人的实际需求，制定具有科学性的教育方案，以获得最佳效果。

（二）针对性原则

健康教育应以老年人为主体，因人施教。不同教育对象的教育需求、接受能力不同，因此实施健康教育时应提高教育目标、方法及内容的针对性，从而提高教育效果。

（三）阶段性原则

阶段性原则指护士根据疾病发展的不同阶段，采取适宜的健康教育措施。实施健康教育时，护士应把握时机。不同阶段产生的教育效果存在差异。例如，术前应帮助老年人克服心理压力，正确看待疾病，术后引导老年人掌握疾病的康复知识等。

（四）保护性原则

任何护理措施都要注重对老年人身心健康的保护。开展健康教育时，要贯彻保护性原则，严格保护老年人隐私。对健康影响较严重的问题，应与家属及医生沟通，根据老年人心理接受程度，采取适合的保护性措施。

（五）程序性原则

程序性原则是健康教育有效开展的重要保障。与整体护理相同，实施健康教育时，要求护士采取评估、诊断、计划、实施及评价的过程，从而确保教育的规范性与有效性。

三、药物管理原则

（一）老年人用药原则

1. 受益原则

老年人用药要有明确的适应证，且用药的受益危险比大于1，药物疗效确切而毒副作用小。例如长期服用抗心律失常的药物会增加死亡风险，若患有心律失常的老年人既无心脏器质性病变，也无血流动力学障碍，应尽量不用或少用抗心律失常的药物。

2. 5 种药物原则

老年人同时用药不宜超过 5 种。当同时用药超过 5 种时，就应考虑治疗的轻重缓急，可单用的药物绝对不联用多种药物，虽然不是所有药物相互作用都能引起药物不良反应（Adverse Drug Reaction，ADR），但是无疑会增加潜在危险。据统计，同时使用 5 种以下的药物不良反应发生率为 4%，6 ~ 10 种为 10%，11 ~ 15 种为 25%，16 ~ 20 种高达 54%，而同时使用 2 种药物的潜在药物相互作用发生率为 13%，5 种药物为 58%，7 种或以上药物增至 82%。所以，联合用药种类越多，药物不良反应发生率越高。执行 5 种药物原则时要注意以下几点：

（1）了解药物局限性：许多老年性疾病无相应治疗药物，用药过多反而使 ADR 的危害大于疾病本身。

（2）根据实际情况，选主要药物治疗：结合老年人具体病情变化调整用药，凡疗效不确切、耐受差、未按医嘱服用的药物应考虑停药。若病情不稳定，可以考虑适当增加药物种类，当病情稳定后仍要遵循 5 种药物原则。

（3）尽量选择有兼顾治疗作用的药物：如高血压合并前列腺肥大者，可用 α 受体阻滞剂；高血压合并心绞痛者，可选用 β 受体阻滞剂和钙拮抗剂，以减少用药种类。

（4）重视非药物治疗：老年人并非所有自觉症状、慢性病都需药物治疗，在非药物治疗有效的情况下应首选非药物治疗。如睡眠欠佳等可睡前喝杯牛奶，用热水泡脚，避免晚间饮用含咖啡因的饮料，如咖啡、浓茶等，避免睡前观看令人激动的电视节目。

（5）减少或控制服用补药：健康老年人一般不需要服用补药，体弱多病的老年人可在医生指导下适当服用。

3. 小剂量原则

老年人用药要遵循从小剂量开始逐渐达到适宜个体最佳剂量原则，同时根据老年人的年龄、健康状况、治疗反应等遵循剂量个体化原则。《中华人民共和国药典》规定，老年人用药量为成人量的 3/4，一般开始用量为成人用量的 1/4 ~ 1/3，然后根据临床反应调整剂量，直至出现满意疗效而无 ADR 为止。

4. 择时原则

指根据生物学和时间药理学原理，选择最合适的用药时间进行治疗，以最大限度发挥药物作用，减少不良反应。许多疾病的发作、加重和缓解具有昼夜节律的变化，如哮喘、变异型心绞痛、脑血栓等常在夜间发作，急性心肌梗死和脑出血的发病高峰一般在上午。同时，药代动力学、药效学也有昼夜节律变化，如白天肠道功能相对亢进，因此白天用药比夜间吸收快，胰岛素的降糖作用上午大于下午。因此，应根据疾病的发作、药代动力学、药效学的昼夜节律变化来确定最佳用药时间。

5. 暂停用药原则

老年人在用药期间若怀疑 ADR，要在监护下暂停用药。因为对于正在服药的老年人来说，出现新症状，停药益处大于加药益处，所以暂停用药原则是现代老年病学中最简单最有效的干预措施之一。

6. 缓慢、科学减药原则

减药要谨遵医嘱，抓住时机，使用新药时要核查并告知医务人员现用药物，要及时与医务人员沟通用药期间出现的不适以及时调整或停药，一次不可减太多药，减药要缓慢。

（二）老年人用药安全管理

1. 用药情况评估

（1）服药能力评估：服药能力包括视力、听力、记忆力、阅读能力、打开药物能力、吞咽能力、识别变质药物能力、用药相关知识掌握情况等。

（2）用药史评估：用药史包括目前用药（处方药、中草药、非处方药等）、既往用药史、药物过敏史。

（3）各系统老化程度及各脏器功能情况评估：消化系统（饮食习惯、吞咽能力、药物吸收能力等）、肝肾功能、认知状态、感官系统（视力、听力等）的评估。肝肾功能减退者应避免使用有肝肾毒性的药物，认知状态差、有认知障碍的老年人用药依从性差，视力、听力下降也会影响老年人正常服药。

（4）心理—社会状况评估：文化程度、工作状况、经济状况，对目前治疗方案的认识程度、满意度以及对药物存在依赖、恐惧、焦虑、反感等情绪。

2. 给药途径选择

（1）口服给药：此方法最经济、方便、安全，常作为老年人首选，但吸收缓慢，不适用于急症老人。老年人因胃肠功能减退，一般不宜服用缓释剂型药物，若老年人不适合片剂或胶囊，可选用液体剂型，必要时注射给药。

（2）注射给药：此方法较口服给药作用快，但是由于血液内血药浓度能迅速升高，增加了不良反应的发生率。另外静脉注射对血管有刺激作用。

（3）舌下给药：有些药物可不经过胃肠道而迅速被舌下小血管吸收进入体循环，发挥药效，如缓解心绞痛的硝酸甘油。

（4）直肠给药：有些药物可通过直肠壁丰富的血液循环进入人体发挥药效。当老年人因各种原因不能口服药物时，可用栓剂直肠给药。

（5）吸入给药：喷雾吸入时药物可通过气道进入肺再进入血液循环，一般用于支气管、肺部疾病的治疗，只有少数药物可用于此途径。

（6）经皮给药：某些药物以涂敷的形式经皮进入血液循环，一般用于日给量少的药物。

3. 用药不良反应的预防和观察

（1）用药从小剂量开始：一般从成人剂量的 1/4 开始，缓慢加量至老年人耐受，同时注意个体差异。

（2）选择便于老年人服用的药物剂型：吞药困难的老年人不宜选用片剂、胶囊，宜选用液体剂型或其他给药方式；胃肠功能不好的老年人不宜选用缓释剂。

（3）规定适当的服药时间和服药间隔：很多药物和食物同时服用会导致彼此相互作用，影响吸收，如铁剂不能与牛奶、咖啡、浓茶同服，因为牛奶会改变胃内酸性环境，咖啡和浓茶中的鞣酸会与铁结合而阻碍铁的吸收。另外，给药间隔也很重要，间隔时间过长达不到药效，过短又容易引起药物中毒，因此在考虑老年人作息时间和有效血药浓度的前提下，应合理安排服药时间和间隔。

（4）密切观察药物不良反应：要熟练掌握用药注意事项和不良反应，密切观察，及时处理。如对于服用洋地黄类药物的老年人，服药前要测心率并在用药期间观察有无心律失常等洋地黄中毒症状。

（5）注意观察药物矛盾反应：药物矛盾反应即用药后出现与用药效果相反的不良反应。因此，一定要密切观察，一旦出现此反应立即停药，并保留剩药，根据医嘱改用其他药物。

4. 提高老年人用药依从性

（1）加强药物管理：严格执行给药操作规程，看到老人服药到口，保证老年人及其家属遵医嘱正确服药。对于出院带药的老年人，要向其解释清楚药物的剂量、用法、用药时间、不良反应等，用较大字体标注用药剂量和时间，以便识别；对于依从性差，不配合治疗的老年人，应协助和敦促其用药并要求家属做好协助督促工作；对于独居老人，护士可以把每天需要服用的药物放置在分格的药盒里并标注醒目的用药时间，促成老年人养成按时用药的习惯。另外，对于外用药一定要特别嘱咐老年人及家属不可口服，并贴红色标签。

（2）开展健康教育：可通过专题讲座、发宣传资料、个别指导等形式，反复强化老年人循序渐进学习疾病相关知识、药物作用、自我护理技能，提高老人自我管理能力，从而提高用药依从性。

（3）建立合作性护患关系：鼓励老年人积极参与治疗方案与护理计划的制订，倾听老年人的治疗意愿，使其形成良好的治疗意向，提高用药依从性。

（4）行为的治疗措施：老年人记忆力下降，应指导老年人使用服药日记、日历、特殊药盒等方式，遵医嘱用药，防止误服、漏服；将老年人用药行为与日常生活习惯联系起来，如设置闹钟提醒用药时间；当老年人用药依从性好时及时给予肯定、鼓励，依从性差时当即给予批评。

（5）指导老年人正确保管药物：指导老年人将药物分类放置，内服药与外用药分开，药物标签字体大且清晰，应把药物放在避光、干燥的地方，定期整理药柜，检查药物有效期，及时弃除过期变质药物，以确保用药安全。

5. 加强多重用药管理

详细询问现用药（处方药、非处方药、保健品）名称、服用方法、剂量、不良反应，并与相应的诊断进行对照，判定是否合适。尽量简化药物治疗方案，每日药物种类和剂量尽可能少，去掉不必要的药物；对于老人新加的药物和停药或更改药物剂量的原因及时间均应进行记录。

6. 增强用药安全意识

加强护理人员的安全教育和法制教育，定期组织质量控制会议，对工作中存在或潜在的不安全因素及时整改，加强药理知识学习，平时工作中严格执行操作规程，谨防差错。

四、感染控制原则

老年人属于易感人群，发生院内感染很多时候表现不典型，可以没有明显发热和明显的白细胞升高，以呼吸道感染、泌尿系感染、抗生素相关腹泻最为多见，病情变化快，且易致感染性休克、多脏器功能衰竭，感染的病原体多重耐药，死亡率高，因此，加强医院感染预防与控制至关重要。感染控制管理应遵循以下原则：

（1）改善环境：医院、养老机构或家庭内应注意通风，保持环境的温湿度适宜，预防感染的发生。

（2）做好免疫预防工作：冬、春季是流感的高发季节，老年人可以注射流感疫苗，预防流感病毒感染。

（3）改善老年人身体状况：营养不良是多数老年人面临的问题，也是感染易发的高危因素。定期做好老年人营养评估，改善老年人营养状况，可以提高机体的免疫力，预防感染的发生；保持老年人良好的自身卫生也可以预防感染的发生；鼓励老年人适当运动，可以延缓衰老和老化，对预防感染的发生也有重要的意义。

（4）积极控制基础疾病：患有心功能不全、糖尿病、恶性肿瘤和慢性呼吸道疾病等基础疾病的老年人是感染的高危人群；脑血管后遗症、帕金森病的老年人会有不同程度的吞咽功能障碍，易导致老年人吸入性肺炎的反复发生；尿道括约肌松弛、尿失禁、尿潴留等是导致老年人泌尿系感染常见的基础疾病。因此做好老年人基础疾病的管理，对预防感染的发生具有重要的意义。

（5）做好隔离：冬、春季节是上呼吸道感染的好发时节，注意将发生感染的老年人隔离安置，避免传染给其他老年人，同时加强手的卫生，预防交叉感染。

（6）早期诊断、早期治疗：老年人发生感染时，疾病症状往往轻于疾病严重程度，部分老年人的症状不典型，因此容易被忽略。早期发现感染的症状、早期诊断、早期规范地治疗感染对老年人尤其重要。

第三节　老年护理人员素质及行为规范

随着人口老龄化的加速，老年问题日趋凸显，加上老年护理工作的特殊性和专业性，这就对护理人员提出更高层次的专业服务要求。老年护理人员必须具备专业的老年护理知识，掌握老年人的疾病和护理特点，熟悉老年人特殊的生理、心理变化，以满足老年人的健康护理需求，提高其生活质量。同时，护理本质是尊重人的生命、尊严和权利，是道德水准要求较高的职业，因此护理人员必须将职业道德准则作为自己行为规范的标尺。

（一）具备高尚的职业道德和高度责任心

老年人是一个庞大的弱势群体，护理人员更应以高度的责任心关爱他们，一视同仁，始终贯彻细心、耐心、爱心、同情心的原则，做到仔细、审慎，在任何情况下都应将老年人的健康利益放在首位，不做有损其健康的事。

（二）具备过硬的专业素质

老年人相比于青年人，身体状况更加复杂，往往身患多种慢性病，有多脏器结构和功能的改变。这就要求护理人员拥有系统的医学知识和精湛的护理技术，其他相关学科，如心理学、伦理学、营养学、行为医学等也应熟练掌握。同时，知识总是在不断更新，护理人员在工作中应随时关注老年护理的新动向、新理念、新方法，用最有效的方法解决老年人健康问题。

（三）具备敏锐的观察力和准确的判断力

老年人机体代偿功能差，反应慢，健康状况欠佳，临床症状不典型、不明显，病情变化快。因此，护理人员必须具备敏锐的观察力和准确的判断力，及时发现老年人不明显的表现和病情变化，为救治赢取宝贵时间。另外，护理人员要有准确的预判能力，及时发现老年人可能面临的问题，做好有效的预防，提高护理质量。

（四）具备良好的沟通能力和协作精神

护理人员必须掌握良好的沟通技巧，耐心细致地跟老年人进行沟通，以便有效地开展心理护理、健康教育等。同时，护理人员必须具备团结协作精神，正确处理医护、护护、护患之间的关系，为老年人的身心健康创造和谐的人文环境。

（五）具备良好的情绪把控能力

护理人员的情绪变化直接影响自己的语言、语气和行为举止，进而影响老年人的心理状态和康复进程。护理人员稳定的情绪和友好的态度对护理工作的顺利开展、护理服务质量的提高以及护患关系的和谐都起着举足轻重的作用。因此，护理人员应学会把控自己的情绪，努力提高自身心理素质，要不断加强自身人文、心理、道德、伦理、美学等方面知识的学习和积累，在潜移默化中将这些知识转变为自身性格和气质，不断提高自己对情绪的控制能力。

第三章 老年人的日常生活护理

第一节 安全保护

一、防坠床

坠床是指从床上掉落到地上。老年人坠床在英美国家均有报道，未见明显地区差异性。有资料显示，老年人坠床以 75～85 岁年龄组发病率最高。坠床可造成肌肉、韧带损伤或骨折，这也是造成老年人死亡的因素之一。

（一）坠床的危险因素

（1）生理因素。坠床的发生率与年龄有关。随着年龄的增长，老年人对刺激源的接受、传导、反应及平衡能力逐渐降低。

（2）疾病因素。常见老年性疾病，如骨关节病、帕金森病、心脑血管疾病、眼科疾病（白内障、青光眼等）、内耳眩晕症、直立性低血压、癫痫、老年性痴呆、精神病等都可增加坠床的危险。

（3）药物因素。使用镇静催眠药、抗精神病药、降糖药、降压药、血管扩张药、镇痛药、强心药、抗组胺药、肌肉松弛剂等，可以引起头晕、疲劳和视物模糊，使坠床的危险成倍增加。

（4）日常生活能力降低及自我防护不当者有坠床的危险。

（5）各种原因引起的肌无力、肥胖、酗酒、意识障碍、认知障碍等可致坠床发生。

（6）环境因素。物品放置不合理，拿取不方便，如水杯、电灯开关、电话、呼叫器等未放置在随手可取的地方；床的稳定性差，床的高度、宽度不合适，缺少床栏等都可造成坠床。

（7）其他因素。老年人睡眠时在床上辗转反侧；搬移老年人方法不正确；缺乏翻身技巧等都可造成坠床。

(二)老年人坠床的护理要点

1. 全面评估病情

全面分析老年人发生坠床的危险因素，重点防护高危对象。

2. 注意夜间安全

有直立性低血压，服用镇静催眠药及降压药的老年人，尽量夜间不去厕所排尿，应在床边备好所需物品和便器。无人陪伴的老年人应备呼叫装置，这是保证及时急救的前提。

3. 确保床的安全

稳固床单位，如将脚轮处于制动状态。床的高矮要适合老年人上下，增加床的宽度，并根据病情适当加床栏或在床旁用椅子护挡。护垫不要太软，以免翻身时滑落坠地。老年人变换体位时动作要慢，幅度要小，确保安全。

4. 加强预防

对存在高危因素的老年人加强预防措施的督导，避免坠床的发生。对已发生坠床的老年人，执行上报制度。

5. 预防坠床的安全教育

通过宣传手册、讲解、个别交谈等方式，对病人及照顾者进行宣教和指导，说明采取安全防范措施的必要性、重要性及方法。

二、防误吸

误吸是指进食或非进食时在吞咽过程中有数量不一的液体或固体食物（甚至还包括分泌物或血液等）进入声门以下的呼吸道，而不是食物随着吞咽动作顺利地进入食管。误吸分显性误吸与隐性误吸两类：伴有咳嗽的误吸称为"显性误吸"；不伴咳嗽的误吸称为"隐性误吸"。隐性误吸可以在无症状的情况下发生。而显性误吸轻者可致呛咳，重者可引起肺部感染、呼吸道梗阻、急性左心衰竭、急性呼吸衰竭，并可直接引起窒息甚至死亡。而呼吸困难常是较重的显性误吸的首发和突发的临床表现。预防误吸是保证老年人进食安全的重要措施。

(一)误吸的危险因素

1. 组织结构功能减退

老年人的口腔、咽、喉与食管等部位的组织结构发生退行性改变，黏膜萎缩变薄，神经末梢感受器的反射功能渐趋迟钝，肌肉变形，咽及食管的蠕动能力减弱。这些衰老性退行性变化，容易导致老年人的吞咽功能减退，使得其胃排空延迟，加之老人长期卧床，腹胀、咳嗽时易引起呕吐而发生食物反流误吸。

2. 疾病因素

疾病因素包括脑血管疾病、老年痴呆症、帕金森病、颅内肿瘤、颅脑外伤、脑干损伤、神经性吞咽困难等。慢性阻塞性肺疾病病人由于喘息、咳嗽、多痰而增加误吸的可能，引起吸入性肺炎。长期口服安眠药的老年人，容易发生慢性误吸。意识状态与误吸有明显的相关性，尤其是意识不清或格拉斯哥昏迷评分较低（＜9分）的病人。

3. 医源性因素

持续头后仰体位，行气管切开与气管插管术，置入鼻胃管使食管下括约肌关闭受阻，鼻饲液输注的速度过快和容量多明显影响胃内压力等，都可能导致胃食管反流，极易产生误吸现象。

（二）老年人误吸的护理要点

（1）正确、及时、动态地评估老年人进食情况。

（2）避免刺激咽喉部。如口腔护理、口腔检查、吸痰等操作应尽量避免，以免引起恶心而致误吸。

（3）保持正确的体位。意识清楚时尽量取坐位或半卧位，进食后不要立即躺下，如果病情不允许抬高床头时可采取患侧卧位，有助于健侧功能的代偿；对意识障碍的老年人予以鼻饲，在餐中和餐后 1h 保持半卧位，或者取侧卧位，保持呼吸道通畅或头偏向一侧，以免误吸。

（4）经口进食的喂养。老年人应在安静状态下缓慢进食，集中注意力，不要谈话及思考与进食无关的问题；喂饭时，护理人员态度要和蔼亲切、不急不躁。给视觉障碍的老年人喂食时，每次喂食物时要先用餐具或食物碰老年人的嘴唇，以刺激知觉；给一侧面舌肌瘫痪的老年人喂食时，食物要放在口腔健侧；对口唇不能紧闭、颊肌收缩无力的老年人喂食时，应将调拌后的食物直接放入舌根附近，进行咽下动作；鼓励老人细嚼慢咽，出现恶心、呕吐反应时，暂停进食；对脑血管疾病引起的轻度吞咽困难、能经口进食的老年人喂食时，应选择合适的食物，避免进食流质及干硬的食物。

（5）积极治疗原发病。对于脑卒中、呼吸道感染、脑外伤、糖尿病并发脑血管病变等出现呛咳和吞咽困难的病人，应及早治疗原发病。

三、防烫伤

烫伤是指由于热液（如沸汤、沸水、沸油）、蒸汽等所引起的组织损伤，是热力烧伤的一种。烫伤不仅给老年人机体组织带来损伤，而且易发生伤口感染，影响其生活质量，同时增加医药费用和家庭负担。

（一）烫伤的危险因素

1.生理老化因素

老年人可因感觉和平衡功能老化，导致烤火、倒开水时造成烫伤，沐浴时水温过高、持装有热汤的碗、添加燃料时也会造成烫伤。

2.保暖产品的使用

随着保暖产品的不断开发，老年人在使用热水袋、电暖手宝等保暖用物时可能因温度过高、外表无包裹直接接触皮肤时间过长而烫伤。

（二）老年人烫伤的护理要点

1.确定高危人群

有糖尿病、下肢动脉闭塞、肢体感觉障碍、视力障碍、长期卧床、曾发生过烫伤的老年人应视为高危人群，重点防护高危人群烫伤的发生。

2.消除或降低危险因素

烫伤可发生在任何季节，对于有视力障碍的老年人，倒热水、处理热油和热汤最好由照顾者操作；做饭打开锅盖时，注意避免蒸汽烫伤；沐浴时要先注入冷水，再注入热水，试过水温后再洗澡；泡脚、坐浴、清洗皮肤的温水，也要先试下水温；尽量不使用热水袋、电暖手宝等物品，必须使用时温度宜在50℃左右或用布包裹后再用。用电暖器时，电暖器与老年人皮肤的距离应大于30cm。应用药物热疗时，应了解药物的作用和注意事项，注意观察皮肤的颜色和反应状况，如有明显红肿应停止应用，及时就医。

四、防冻伤

冻伤是指机体短时间暴露于极低温度或较长时间暴露于冰点以下的低温所引起的局部损伤。凡低温作用于机体所引起的损伤即为冻伤。老年人冻伤多发生于寒冷季节，偶有家族遗传。

（一）冻伤的危险因素

1.环境因素

老年人对冷、潮湿的耐受力差，在寒冷季节里风速过大、空气潮湿时可直接或间接导致冻伤。

2. 生理因素

老年人由于机体衰老，微循环差，抵抗力下降，自理能力下降，对外界温度变化的适应和调节能力降低，耐寒力明显下降，容易导致冻伤。鞋太小过紧或长期站立致下肢血液回流减少，长期处于静止状态，骨骼肌产热减少，肢体血液循环较差，易发生冻伤。

3. 疾病因素

在意识障碍、休克、失血、营养不良、饥饿、过度疲劳、酗酒和外伤等状态下，易发生冻伤或加重冻伤。疾病因素躺卧在地，肢体受压造成局部血液循环障碍，易加重冻伤。

4. 冷应用因素

在护理发热病人时，经常使用冰袋、降温机等降温，如果使用不当，或临床巡视不到位，可造成冻伤。

（二）老年人冻伤的护理要点

1. 寒冷季节保暖

调节室内环境，温度、湿度应适宜，温度在 25℃左右，湿度在 40% ~ 60%。末梢循环不良时使用热水袋、电暖手宝，注意防烫伤。

2. 生活指导

多食高热量富含维生素的食物。鞋袜大小、松紧要合适。经常保持鞋袜的干燥，受潮后要及时更换。避免肢体长期静止不动，应动静交替，以促进血液循环，减少冻伤发生。

3. 消除或降低危险因素

使用冰袋降温时，注意冰袋的正确位置，当改变体位时，要随时检查冰袋是否保持原位，避免胸部、腹部及会阴的冻伤。使用降温机时，注意冰毯上铺中单或大单，颈部、足部避免受冷，观察局部皮肤颜色、温度、有无硬结。

第二节　环境管理

环境与人的关系十分密切。环境直接影响老年人的生活质量和安全，对老年人的健康极为重要。老年人外出减少，与外界接触减少，大多数时间在自己的居室内活动。居室对老人的健康有很大影响，如果居室阴暗、潮湿，不仅对老人的心脏不利，还容易引起风湿病、关节炎等疾病，同时还会使老人感到胸闷和压抑，久而久之对心血管、神经系统极为不利，因此老年人在居室安排上注意方便、安全与舒适。

一、居室选择和房间布置

老年人的居室朝向应坐北朝南，冬季室内能晒到阳光，夏季室内能吹进凉风。老年人因腿脚行动不便，居住的楼层不宜太高，一般多层住房三四楼比较合适；居室布置应简单，房间保持清洁平坦，无障碍，以防老人跌倒；室内要留有空地，以方便老人在室内行走和活动，家居摆放要适合老人使用，并注意安全性。

二、室内温度与湿度

适宜的温度可使人感到舒适、安宁，有利于调节体温。老年人体温调节功能下降，对冷热的变化不敏感，室温变化大容易导致疾病，故老年人房间室温要保持相对恒定，以 22～24℃较为适宜。室内可设冷暖设备，冬季可用暖气、火炉取暖，使用火炉时注意防止煤气中毒；夏季为使居室凉爽，应保持室内宽敞通风，可配置风扇或空调。

房间内湿度的控制也是比较重要的：湿度过低，空气干燥，机体水分容易丢失并带走大量热能，可引起呼吸道干燥、咽痛、口渴、便秘，对有呼吸道感染的老年人更是十分不利；湿度过高，利于细菌的繁殖，不利于汗液蒸发，老人会感到潮湿、憋闷，一般要求湿度保持在 40%～60% 为宜。

三、室内照明光线

光线明亮的居室，能使老年人精神愉快。老年人房间内照明设备应能随意调节亮度，以适应老年人的不同需要。走廊、卫生间、楼梯及拐角暗处要有一定亮度，防止老年人因视力障碍而跌倒。夜间室内也应保留一定亮度，以方便老人起床如厕。

四、室内通风及室内日照、色彩的要求

适宜的空气流通有利于室温调节和空气交换，通风能减少空气中的微生物密度。居室应采光良好，紫外线的射入可对空气进行直接杀菌消毒。经过通风及日照的居室内空气清洁新鲜。老年人居住的房间应每天定时开窗通风，每次 30min 即可。注意窗口通风不宜直吹老年人，避免其着凉感冒。为老年人提供照明时要避免灯光直射，因老年人在灯光直射时会感到视物困难。另外，老年人视力减退，对色彩的分辨力弱，对红、橙、黄色的色觉好于对蓝、绿、紫色的色觉，故居室布置时应注意尽量避免以蓝、绿、紫色为背景。

五、噪声

悦耳动听的声音，有利于大脑皮层的调节，使人心情愉快，生活轻松。而噪声则会对机体产生不良影响。噪声对于老年人使原本已减弱的生理功能更趋于恶化，使机体产生越来越严重的疲乏感，降低各种活动的精确度，降低脑力劳动的能力和水平。

噪声除了可引起老年人生理及情绪上的不适，还可直接影响老年人与他人的沟通，使老年人听不清他人说话。因此，应采取措施降低环境的噪声，如使用双层加厚玻璃等。家用电器也是噪声的来源，应避免音量过大和过多使用。

六、居室环境的安全性

老年人的居室应注意环境安全性。因老年人视觉、听觉等感觉器官功能减退，且走路不稳，容易跌倒，居室地面要防滑，并随时保持干燥。居室内应备齐防护设备，如扶手、床栏、拐杖等。厕所与浴室是老年人使用频率高而最易发生意外的地方，因此，厕所和浴室的设计一定要适合老年人的需要，如为老年人提供可以加温的坐式便器、澡盆不宜过高、盆底垫防滑胶垫等。另外，老年人在使用热水袋、火炉时应注意防止烫伤和火灾等意外。

第三节　清洁卫生

一、老年人皮肤的特点

老年人皮肤逐渐老化，保存水分的能力减弱，汗腺、皮脂腺分泌减少，对外界各种刺激的耐受性及损伤后的愈合能力下降。这些给老年人带来了不便，特别是长期卧床的老年人，保持皮肤清洁卫生、干燥及预防压疮尤为重要。

二、老年人皮肤的保护与清洁

（一）老年人皮肤的保护

1.防止各种损伤

尤其是物理性的伤害。要注意保暖，避免风吹、日晒、雨淋。

2. 防止各种刺激

食物、饮料、嗜好品要妥善选择。尽量不用刺激性物品，如烟、酒等。

3. 预防增生性损害引起的破溃与恶变

某些损害有碍观瞻，老年人可能不自觉地抠抓、抚弄。

（二）老年人皮肤的清洁

1. 洗浴

特别是皮肤皱褶部位，如腋下、肛门等。协助老年人做好准备：准备洗浴用物，水温40℃左右，室温以24～26℃为宜。冬季每周洗浴一次，夏季每天一次。热水泡手、泡足后注意修剪指甲。

2. 洗发

洗发可去除头皮屑、头垢等，保持头皮清洁，也可促进血液循环。每周应洗发2～3次。

3. 注意事项

①浴室不要从内锁门。②浴室地面应放置防滑垫，以防老年人跌倒。③调节水温时先开冷水，后开热水，避免老年人着凉或烫伤。④选用弱酸性的硼酸皂、羊脂香皂等。⑤皮肤瘙痒时避免搔抓或烫洗等强刺激。⑥淋浴时间不可过长，以10～15min为宜。⑦皮肤干燥时使用护肤油，防止皮肤皲裂。⑧避免空腹或饱餐后洗澡，应安排在饭后1h左右，以免影响食物消化和吸收。⑨随时询问和观察，如有不适，应立即停止。

三、老年人的衣着卫生

老年人的衣着卫生原则：方便、实用、整洁、舒适、美观。

（一）款式宜宽大而得体

老年人由于肌腱松弛，动作幅度小，行动迟缓，衣服过紧、过小就会感到穿脱不便。要求衣服式样要宽大，方便穿脱，不妨碍活动及便于变换体位。裤子最好采用松紧带便于老年人穿脱，忌腰带过紧。

（二）料质以轻、暖、软为佳

以棉、麻和丝绸等天然织物及浅颜色为宜。衣服的料质应较为松软、轻便，以便于全身气血流畅。内衣宜用柔软、吸水性强、透气性良好、不刺激皮肤的棉织品。外衣随季节不同而各取所适。此外，衣着颜色要注意选择柔和、不褪色。

（三）鞋袜的选择

老年人宜选柔软、吸汗、合适的布鞋。袜子宜选既透气又吸汗的棉线袜，忌紧口袜。

第四节　休息与活动

一、休息与睡眠

老年人生理功能处于衰退状态，又常患有心血管等方面的疾病，因此很容易产生疲劳，体力的恢复也较慢，因疲劳而发生意外损害的机会也明显增加。因此，老年人应保持适当的休息。休息是更好活动的前提，活动又可促进身体及大脑的放松和休息。老年人需要较充足的时间休息，同时要注意休息的质量。许多老年人认为坐着或躺着就是休息，这种休息并没有达到休息的目的，反而会加重疲劳感。合理的休息应穿插于整天的活动中。

（一）休息

老年人的休息方式有多种，如睡眠，闭目静坐或静卧片刻，与朋友或家人聊天，变换活动方式，脑力劳动后进行一些文体活动或散步等。睡眠是休息的深度状态，也是休息和消除疲劳的重要方式。老年人休息改变体位时，要注意预防直立性低血压或跌倒等意外的发生，如坚持起床的3个半分钟：醒后不要马上起床，床上躺半分钟，坐半分钟，双腿垂在床沿半分钟。变换活动方式也是休息，如久坐变换成卧床休息或站立活动。老年人伏案工作、坐着看书学习、看电视等时间不宜过长，一般不超过4h，并在其过程中需要不时变换体位，或卧床休息或站立活动片刻，或举目远眺或闭目养神。看电视不应过近，避免光线刺激引起眼睛疲劳，看电视的角度也要合适，不宜过偏或过高，亮度不宜过强或过暗。对于患心脑血管疾病或患原发性高血压的老年人，不宜观看过于惊险、悲伤等刺激性强的影片。总之，良好的休息可以改善老年人的精神状态，提高生活质量。

（二）睡眠

1.睡眠的生理

睡眠是维持生命活动所必需的生理现象之一，它与觉醒呈周期性地交替出现。睡眠能保护大脑皮质细胞，使其免于疲劳和衰竭，同时又是精神和体力得到恢复的最好方法。睡眠时，感觉、意识逐渐减退，骨骼肌的反射运动和肌紧张减弱，除循环和呼吸等系统维持生命必需的活动外，体内各组织器官均处于相对静息状态，机体的代谢活动率降到最低点，全身能量消耗减少。

2. 老年人的睡眠特点

人们每天需要睡眠的时间，随年龄、性格、个体的健康状况、劳动强度、营养条件、工作环境的不同而有所差异，并随着年龄的增长而逐渐减少。老年人因新陈代谢率降低，体力活动减少，所需睡眠时间也随之减少，特别是连续性睡眠的时间缩短。他们在白天休息时易进入浅睡眠状态，由于睡眠质量不佳，不能有效地消除疲劳、恢复体力。老年人每天至少应保证 8h 的睡眠时间，中午还应有 1h 左右的午睡。老年人因为睡眠周期的改变、疾病疼痛、环境变化等诸多因素，睡眠质量多数不良，如失眠、入睡困难、早醒等。

3. 影响老年人睡眠的因素

（1）睡眠习惯。老年人的睡眠有其共性，也有其个性，为了保证老年人白天的正常活动和社交，使其生活符合人体生物钟节律，提倡早睡早起、午睡的习惯。对于已经养成的特殊睡眠习惯，不能强迫立即纠正，需要多解释并给予诱导，使其睡眠时间尽量正常化。有些高龄老年人昼夜颠倒，有时连续睡眠几天，有时几天都不能入睡，对于这些老年人要给予特殊的照顾，逐渐调整其睡眠规律。

（2）环境。老年人夜尿多，夜间起床易失去方向感，故应注意老年人房间的合理布局，房间内最好有卫生间，共用卫生间的过道上不宜放置障碍物，地面最好有胶毯，避免滑倒。夜间卫生间最好打开照明灯。对于起床困难的老年人，可练习床上排尿，床边备有便器。老年人依个人喜好选择高低和软硬合适的床，必要时安置防护床档，以防坠床。

（3）情绪。情绪对老年人的睡眠影响很大，由于老年人思维专一而固执，遇到问题会反复考虑，直到问题解决，如果百思不得其解，将直接影响睡眠。睡眠还与老年人的性格有关：开朗的老年人遇到问题，常主动解决或求助于他人；而内向型的老年人遇到问题，常自己单独思考，有心事也不愿讲出来，这类老年人睡眠比较差。所以调整老年人睡眠，首先要调整情绪，如有事情不宜晚间告诉老年人，以免影响睡眠。

（4）药物。老年人因入睡困难长期服用镇静、催眠药，药物虽然可以帮助其睡眠，但也有某些副作用，如抑制机体功能、降低血压、影响胃肠蠕动和意识活动，还有些老年人产生对安眠药的依赖性等。

4. 促进睡眠的一般措施

（1）保持生活规律。老年人按时作息养成良好的生活习惯，就寝时便可条件反射地自然进入睡眠状态。

（2）劳逸结合。老年人白天适当进行体力活动或于睡前活动 0.5h 可帮助睡眠。

（3）保持睡眠前情绪安定。睡前避免看刺激性的电影、电视、书或报纸等，使思想平静，以利于睡眠。

（4）适宜的睡眠环境。睡眠环境应安静，空气新鲜，温度及湿度适宜，光线适合。

（5）合理的饮食时间。老年人每日摄取食物的时间应合理，晚餐时间最少在睡前2h，晚餐清淡少量，以避免消化器官负担过重，既影响消化，又影响睡眠。

（6）睡前温水洗脚。一方面，可促进全身的血液循环，使足部血管缓慢扩张，血流增加，从而减少供给头部的血流，使大脑皮层的兴奋性降低，便于抑制过程的扩散，起到催眠作用；另一方面，可以保持脚部皮肤的清洁卫生，减少脚病发生，减轻下肢水肿，使全身感到舒适，睡得安稳。

（7）正确的睡眠姿势。睡眠的姿势应以自然、舒适、放松、不影响睡眠为原则。良好的睡眠姿势应取右侧卧位，上、下肢呈半屈曲状。这样不仅可使机体大部分肌肉处于松弛状态，而且有利于心脏排血并减轻负担，促进胃的排空。但是睡眠后，体位常不自主地变换，对避免身体某些组织过度受压而影响血液供应是有益的。

（8）舒适的睡眠用品。选择高度合适的床，睡床应软硬适中，如在木板床上面铺柔软并有适当厚度的褥子或床垫等。睡床应能保持脊柱的生理正常状态。选择适宜高度的枕头，高度稍低于从肩膀到同侧颈部的距离，一般以 8～15cm 为宜。枕头过低，头部会向下垂，使颈部肌肉紧张；枕头过高，也会使颈部与躯干产生一定角度，既影响睡眠，又易使颈部肌肉劳损。枕头软硬度要适中，过硬易引起头皮麻木，过软难以保证枕头与身体的平衡，影响睡眠。枕芯以木棉、棉花为好。选择舒适、清洁、轻软的床单和被褥，可减少或避免对皮肤的刺激，有助于促进睡眠。

二、活动指导

人体的活动与组织细胞的新陈代谢、生理生化反应等密切相关。活动可以使个体从生理、心理及社会各方面获得益处，保持活动与活力是人类健康长寿的关键。活动能力是老年人日常生活的基础，直接影响其生活空间和心理空间的扩展，影响到老年人的生活质量。因此，了解影响老年人活动的因素，评估老年人的活动能力，选择适合老年人的活动方式，协助老年人活动的自立是日常生活护理的重要内容。

（一）老年人活动的重要性

活动可促进人体的新陈代谢，改善和增强机体的功能，从而延缓衰老。据报道，凡是健康长寿的老年人，大多数有经常坚持活动或锻炼的习惯。活动对机体的重要性体现在以下几个方面：

1. 神经系统方面

活动可增加脑血流量，有利于脑组织代谢，使神经细胞经常受到刺激和兴奋，减慢退化和萎缩的进程，使人反应敏捷，动作准确、迅速，不易疲劳。尤其是对脑力工作者，活动可以促进智能的发挥，有助于休息和睡眠，同时解除大脑疲劳。

2. 心血管系统方面

活动可促进血液循环，使血流速度加快，心搏输出量增加，心肌收缩能力增强，改善心肌缺氧状况，促进冠状动脉侧支循环，血管弹性增加。另外，运动还可使血中胆固醇、低密度脂蛋白、甘油三酯降低，高密度脂蛋白增高，防止高血脂、动脉粥样硬化和高血压发生。因此，活动可预防和延缓老年心血管疾病的发生和发展。

3. 呼吸系统方面

老年人肺活量减少，呼吸功能减退，易患肺部疾病。运动能改善呼吸功能，使呼吸肌强壮有力，胸廓充分地扩展，肺活量增加，呼吸加深，促进肺通气量增加，提高换气效率。由于呼吸深匀，使能量储备及氧的利用增加，血氧含量增加，保证脏器和组织的需氧量。另外，活动可使呼吸加深、加快，改善肺组织的收缩与膨胀，延缓老年人肺组织纤维化。

4. 消化系统方面

活动可促进胃肠蠕动和消化液分泌，有利于食物的消化和吸收，促进机体新陈代谢，改善肝肾功能，减少体内脂肪的堆积，维持血糖的稳定，保持合适的体重。

5. 肌肉骨骼系统方面

活动可使老年人骨质密度增加，坚韧性及弹性增大，延缓骨质疏松，提高抗骨折的能力；活动还可加固关节，增加关节灵活性，预防和减少老年性关节炎的发生；运动还可使肌肉纤维变粗，增加肌肉活动耐力和灵活性。

6. 其他方面

经常活动不仅能改善各系统功能，还可以增强机体的免疫功能。运动可增加肾脏的血液供给，提高肾脏排泄废物的能力，增加水分和其他物质的重吸收，保护心脏功能。同时，运动可使膀胱协调自主地收缩，促进残留尿液的排出，预防尿路感染。运动能使骨髓的造血功能增强，红细胞、血红蛋白的生成增加，有利于老年人贫血的纠正和康复。

（二）老年人活动的影响因素

活动对机体组织器官影响非常广泛，如心血管系统、呼吸系统、肌肉骨骼系统、神经系统等。如活动可使肌张力增加、心率增加、血管阻力增加、血压升高、肺活量增加等。但老年人随年龄的增长，其活动量反而逐渐减少。影响老年人活动的因素有以下几种：

1. 心血管系统变化

（1）老年人最大耗氧量下降。老年人活动时的最大耗氧量随着年龄的增长而递减。可能的原因是老年人身体功能受限，长期活动量减少。

（2）老年人最快心率下降。研究发现，当老年人做最大限度的活动时，其最快心率要比成年人低。一般来说，老年人活动后的最快心率约为 170 次 /min，即随着年龄的增长，老年人活动后最快心率反而有所下降。这是因为老年人的心室壁弹性比成年人低，心室再充填所需时间延长。

（3）老年人心搏出量下降。老年人动脉壁弹性减低，收缩压升高，后负荷增加。外周静脉同心血量减慢，心脏收缩时外周阻力增加，故老年人舒张压升高。老年人同心血量和心搏出量减少，活动时，心脏负荷不能顺应增加，反而心搏出量减少，引起老年人活动量下降。

2. 肌肉骨骼系统变化

肌肉细胞因为老化而减少，同时肌张力下降，老年人的骨骼支撑力下降，活动时容易跌倒。老化对肌肉的张力、弹性、反应时间等呈负面影响，这是老年人活动量减少的原因之一。

3. 神经系统变化

老年人神经系统呈退行性变化，前庭功能减退，导致老年人对姿势改变的调整能力下降及平衡感缺失，故老年人在活动中易失去平衡。老化造成脑组织血流减少，大脑萎缩，神经纤维、神经树突、神经递质的数量减少，神经传导速度变慢，导致老年人神经反射延长。因此，老年人活动反应速度明显减慢。

4. 其他变化

老年人常患有多种慢性病，也是影响老年人活动的因素之一。如帕金森病病人步态迟缓，身体平衡感丧失；骨质疏松症病人易跌倒易骨折等导致老年人不活动或活动减少。也有老年人因药物不良反应而影响活动。不良情绪也是影响老年人活动的因素之一，如老年人受到重大精神刺激，如家庭变故等，老年人因此不愿活动。另外，随着科学技术的发展，现代生活方式的改变，如繁重活动被工具替代，也是老年人活动量减少的影响因素。比如通过电视观赏运动比赛比参与运动更受欢迎，便捷的交通工具取代步行，电梯取代爬楼梯等，使老年人的活动明显减少。

（三）老年人活动指导

老年人可能因为慢性疾病、活动功能受限、药物不良反应、不良情绪等而不愿意活动。促进老年人活动是提高老年人生活质量的前提。为此，应帮助老年人认识活动的重要性，正确评估老年人活动能力，合理指导老年人活动项目、活动量和活动时间等。

1. 老年人活动能力的评估

老年人活动能力的评估包括以下几方面：①评估老年人现存的活动能力。②体格检查，包括心血管系统、骨骼系统、神经系统，特别是老年人身体协调能力及步态。③了解老年人的病史，评估其活动耐受力。④评估老年人的用药情况，了解老年人活动有无药物影响因素。⑤了解老年人的活动兴趣。

2. 老年人的活动量和活动种类

老年人的活动量与活动种类以及强度应根据个人的能力及身体状态来选择。有学者认为每天活动所消耗的能量如果在4186kJ（1000kcal）以上，可以预防某些疾病，起到强身健体的作用。老年人的活动量参考（lkcal=4.1868kJ）：可消耗335kJ（80kcal）能量的活动有体操（20~30min）、沐浴（20~30min）、清洁卫生（20min）、投球（10min）、洗衣服（50min）、爬楼梯（5~10min）、跳绳（10~15min）、跑步（10~15min）、读书（6h）、写作（40~50min）、游泳（5min）等。

（1）老年人的活动种类。老年人的活动可分为4种，即日常生活活动、家务活动、职业活动和娱乐活动。对于老年人来说，日常生活活动和家务活动是基本生活活动，职业活动是属于发展自己潜能的有益活动，娱乐活动则是促进老年人身心健康的活动。老年人可根据身体状况和个人喜好选择合适的活动进行锻炼，如老年人可从基本生活活动进行锻炼，基本生活活动恢复后再进行职业活动，职业活动与娱乐活动可同时进行。

（2）适合于老年人锻炼的活动项目。选择活动项目应根据老年人年龄、性别、身体状况、兴趣爱好以及环境条件等因素来决定。健身活动项目很多，适合于老年人锻炼的项目有如下几种：

·散步

散步是普遍简单易行的活动，它既能锻炼肌肉，促进血液循环，改善呼吸功能，促进新陈代谢，又能调节大脑皮层的功能，消除疲劳，有益于老年人的身心健康。散步一般选择在清晨有花草树木、空气新鲜的环境中进行。

·慢跑

慢跑对锻炼心肺功能有好处，可加强心肌收缩力，使心率减慢，心排血量增加，并且吸入的氧气增加，使肺活量增加，改善和提高肺功能。慢跑还可降低体重，改善脂质代谢，降低胆固醇，预防动脉硬化，可防治高脂血症和肥胖症。在慢跑活动后，不宜马上坐卧休息，应放松一段时间，使心率和呼吸逐渐恢复至平静状态。

·游泳

游泳是全身性的健身运动，对老年人的身心健康有良好的作用。它可增强心肺功能，促进血液循环，促使肌肉发达，保持体型健美，延缓衰老。老年人参加游泳锻炼首先应注意在锻炼前检查身体，有严重的心血管疾病、皮肤病和传染病的不宜游泳，下水前先做 3~4min 的准备活动，以免运动开始后造成肌肉韧带损伤；其次，水温不宜过低，游泳时间不宜过长，应注意安全。

·太极拳

太极拳是我国传统的健身运动项目。太极拳可以活动全身肌肉、关节，有利于延缓肌力衰退，保持和改善关节运动的灵活性，提高脊柱的活动能力，延缓老年性变化，调节大脑皮层和自主神经系统功能，并可治疗多种慢性疾病，如高血压、神经衰弱、肺结核、溃疡病、冠心病、骨关节病等，具有健身祛病、延年益寿的作用。

·气功

气功也是我国传统医学独特的强身健体的运动之一。气功可调节大脑皮层的功能，调节自主神经功能，减少身体能量消耗：对呼吸系统最明显的改善是呼吸减慢和加深，对心血管系统有良好的调节作用，对高血压病人有降血压作用。气功还可以提高机体防御能力，加快胃肠排空，增加唾液分泌，增强胃肠功能，对原发性高血压、神经衰弱、肠胃病、糖尿病、冠心病、慢性支气管炎等有较好的防治作用。

·跳舞

跳舞是舞蹈和音乐结合起来的一种有益于老年人身心健康的文娱活动，也是一种体育锻炼。跳舞是全身性运动，可消除脑力的疲劳和心理的紧张，增强全身新陈代谢，使心跳加快、呼吸加速，增进食欲，促进胃肠蠕动，提高消化和吸收的能力，使关节灵活性增加、肌肉强壮，满足筋骨、肌肉、身心健康的协调需要，对防治冠心病、原发性高血压、骨关节病、肥胖症、便秘等有益处。但老年人跳舞时要注意，舞曲的节律不宜过快，旋转的幅度不宜过大，以免造成肌肉扭伤、关节脱位，特别是有心血管疾病、骨质疏松的病人更应值得注意；老年人跳舞持续时间不宜过长，以免造成体力消耗太大而致虚脱等。运动前和运动中要注意评估自身的耐受力。

·球类运动

适应老年人的球类活动有乒乓球、门球、网球、健身球等。球类运动是一种身心健康的运动，既能锻炼肌肉关节力量，又能刺激大脑，保持大脑的兴奋性及增强小脑的调节能力。球类活动通常是多人集体活动，共同参与还可促进人与人之间的交流，减轻老年人的孤独感。

3. 老年人活动原则

（1）正确选择。老年人可以根据自己的年龄、体质状况、场地条件等选择活动项目并进行适当的活动，体质健壮的老年人可选择活动量较大的项目进行锻炼。

（2）循序渐进。机体通过锻炼，功能逐步提高，但机体对活动也有一个逐步适应的过程。因此，活动时应遵循量要由小到大、动作由简单到复杂的原则，不要急于求成。

（3）持之以恒。通过活动锻炼增强体质、防治疾病，是一个逐步积累、逐渐达到目的的过程。一般要坚持数周、数月，甚至数年才能取得效果。在取得疗效以后，仍需坚持锻炼，才能保持和加强效果。所以，活动锻炼一定要坚持，持之以恒。

（4）运动时间。老年人运动的时间以每天1~2次，每次0.5h左右，一天运动总时间不超过2h为宜。运动时间最好选择在早上起床后，因早晨空气新鲜、精神饱满、有利于运动。下午或晚上活动时间因人而异，最好安排在下午5~8点，但糖尿病病人不适合在清晨锻炼。使用胰岛素的病人，运动宜在饭后0.5~1.5h进行，此时相当于胰岛素最强作用出现以前。如在胰岛素作用最强时锻炼，应适当多吃些食物或携带一些糖果或甜食，以防低血糖反应发生。

（5）活动场地的选择。活动场地尽可能选择空气新鲜、安静清幽的地方，如公园、树林、操场、庭院、海滨、湖畔、疗养院（所）等。

（6）活动强度的自我监护。活动锻炼要求有足够且安全的活动量，这对患有心血管疾病、呼吸系统疾病和其他慢性疾病的老年人尤为重要。活动时的最高心率可反映机体的最大耗氧量，而机体耗氧量又是机体对活动负荷耐受程度的一个指标，因而可通过最高心率来判断活动量大小。

· 活动心率的监测

最简单方便的监测方法是以活动后心率作为衡量标准，即活动后最宜心率（次/min）=170-年龄。身体健壮者可用180作被减数，即活动后最高心率（次/min）=180-年龄。计算活动时心率应采用测10s心率乘以6的方法，而不能用直接测量1min的办法。

· 活动量的监测

观察活动量是否适宜的方法有以下几种：

活动后的心率是否达到最宜心率。活动结束后在3min内心率恢复到活动前水平者，表明活动量较小，应加大活动量；在3~5min恢复到活动前水平者表明活动适宜；而在10min以上才能恢复者，则表明活动量过大，应减少活动量。

以上监测方法还要结合自我感觉综合判断。如活动时全身有热感或微微出汗，活动后感到轻松愉快或稍有疲劳，食欲增进，睡眠良好，精神振作，表示活动量适当、效果良好；如活动时身体不发热或无出汗，脉搏次数没有增加或增加不多，则说明活动量小，应加大活动量；如果在活动中出现严重的胸闷、气喘、心绞痛或心率减慢、心律失常等应立即停止活动，并给予治疗；如果活动后感到很疲乏、头晕、胸闷、气促、心悸、食欲减退、睡眠不良，说明活动量过大，应减少活动量。

· 活动效果的评价

锻炼前进行了身体评估，系统地了解心率、呼吸、血压、体重、胸围、肺活量等，选择合理而有效的活动锻炼项目。经过一段时间的锻炼，应再全面复查，并与锻炼前的情况进行对比，有利于分析活动与健康的关系，评价活动的效果，以及调整或修改原定活动项目及强度，进一步提高活动效果。

（7）活动的注意事项

·暂停活动

急性疾病、精神受刺激、情绪激动或悲伤、刚吃饭后等宜暂停活动。饭后活动时间以饭后 1~2h 进行为宜。因为运动可减少对消化系统的血液供应及兴奋交感神经而抑制消化功能活动，从而影响消化吸收，甚至导致消化系统疾病发生。

·活动前准备

活动之前应该做热身运动，至少 10min，以减少肌肉系统受伤；活动应慢慢减缓直到停止，不可立刻停止。

·注意气候变化

老年人适应气候的调节能力较差，夏季高温炎热，户外运动要防止中暑，冬季严寒冰冻，户外活动要防跌跤和伤风感冒。

·遵医嘱

年老体弱、患有多种慢性病或平时有气喘、心慌、胸闷或全身不适者，应根据医嘱适当活动，以免发生意外。活动时学会用鼻子呼吸，以防用嘴呼吸而吸入空气中的灰尘而引起呼吸道感染等。

·运动着装

活动时的衣服应舒适、轻便，以棉织品为好；鞋的大小适宜、轻便、柔软、防滑；袜子透气、柔软；裤子裤腿长度、大小适宜等。

（8）体力劳动不能完全取代活动锻炼。由于体力劳动往往局限于身体某些部位，不能使身体各部位得到均衡活动，所以体力劳动不能完全代替活动锻炼。

4. 患病老年人的活动

老年人常因疾病导致活动障碍，也可因活动受限制加重病情，如长期卧床的病人易导致失用性萎缩、坠积性肺炎等并发症。因此，对各种老年病人，可通过帮助其活动，维持或恢复其日常生活自理能力。

（1）偏瘫老年人的活动。借助行器和多脚手杖等辅助器具对偏瘫老年人进行功能恢复训练。助行器有两种：一种是带轮子的，适用于能够步行但容易疲劳的老年人；另一种是不带轮子的，可以帮助不能行走的老年人站立，也可以训练老年人行走的能力。多脚手杖种类较多，其特点是支撑面大，稳定性好，给行走不便的老年人增加了活动的安全性，可根据老年人的情况进行选择。

（2）制动老年人的活动。老年人制动状态易出现肌力下降、肌肉萎缩等并发症，因此对制动老年人应确定最小范围的制动或安静状态，在不影响治疗的同时，尽可能地做肢体的被动运动或按摩等，争取早期解除制动状态，恢复生活自理。

（3）存有顾虑老年人的活动。害怕病情恶化而不愿活动的老年人为数不少，对这类老年人要耐心说明活动的重要性以及对疾病的影响，让其理解"生命在于运动"的道理。对于无欲望活动的老年人，邀请其共同参与活动计划的制订，让其感到愉快、满意，愿意、主动去做，鼓励和协助老年人达到自我照顾的目标。

（4）痴呆老年人的活动。人们总期望痴呆老年人在一个固定的安全范围内活动，采取了许多限制的方法，其实这种活动范围的限制，反而加重痴呆病情。实践证明，促进老年人的活动，增加老年人与社会的接触机会，可以延缓痴呆的发展。

第五节　饮食与营养

一、老年人的营养需求

（一）老年人所需营养要素

1. 热量

人体生命活动的维持需要热量。老年人活动量逐渐减少，脂肪组织增加，肌肉萎缩，脏器功能减退，能量消耗降低，热量的摄入应随年龄的增长而逐渐减少。一般60岁以后其热能较青年时期减少20%，70岁以后减少30%。热能的摄入量以维持机体在标准体重计算需要摄入的食物热能为标准，以免肥胖或消瘦。老年人的标准体重可按以下公式计算：老年人标准体重（kg）＝身高（cm）－105。提供热能的营养素包括糖类、蛋白质和脂肪。根据我国的膳食结构和习惯，每日糖类提供的热能占总热能的60%～70%，蛋白质提供的热能占总热能的10%～15%，脂肪提供的热能占总热能的20%～25%。

2. 蛋白质

蛋白质是构成人体组织细胞、血红蛋白、激素、酶类和抗体等的重要成分，是老年人所需的最基本的营养素之一。由于老年人体内代谢过程以分解代谢为主，蛋白质的合成能力差，加上老年人对蛋白质的吸收、利用率低，所以老年人低蛋白血症发生率较高，易出现负氮平衡。因此，老年人需要摄入富含优质蛋白质的饮食，每日摄入蛋白量以1～1.2g/kg为宜。老年人肝肾功能下降，过多的蛋白质会增加肝肾的负担，应注意选择机体利用率高的优质蛋白质，如奶、蛋、鱼、瘦肉等，大豆及其制品对动脉硬化有保护作用，还可降低胆固醇，可较多食用。

3. 脂肪

由于老年人胆汁酸减少，酯酶活性降低，对脂肪的消化功能下降，体内的脂肪组织逐渐增加，可引起肥胖、高脂血症、动脉硬化及冠心病等。因此，老年人脂肪的摄入不宜过多，应选择一些含不饱和脂肪酸多的油脂，如豆油、花生油等植物性油脂，不宜多食动物性脂肪，如猪油、奶油等，并应限制摄入如脑、肝、肾、蛋黄及鱼子等含胆固醇高的食物。

4. 糖类

糖类易于消化吸收，是人体最主要的热量来源，但在吸收过程中部分转化为甘油三酯，容易导致高脂血症和冠心病，加上老年人胰岛素对血糖调节能力减弱，引起血糖升高而导致糖尿病，因此，老年人应减少糖类的摄入，限制在总热量的55%～65%，以摄入果糖较为适宜，因为果糖易于吸收，且能较迅速地转化为氨基酸而较少转化为脂肪。有些老年人为了防治肥胖和高脂血症，往往重视限制脂肪的摄入而忽视了糖类的摄入，结果加重肥胖，甚至引起糖尿病。

5. 膳食纤维

膳食纤维不易被人体吸收分解，但可促进肠道蠕动，能防治老年性便秘，降低血脂、血糖，预防动脉硬化、冠心病等，并有预防胆石症和肠癌的功效，是膳食中不可缺少的成分。因此，老年人应注意摄入足够的膳食纤维，如薯类、谷类、玉米、豆类、蔬菜、水果等。老年人每天以摄入 30g 膳食纤维为宜。

6. 维生素

维生素作为机体某些辅酶的主要成分，在维持身体健康、促进生长发育、调节生理功能和推迟衰老过程中起着极其重要的作用。老年人由于进食减少，容易出现维生素摄入不足，加上许多老年病导致继发性维生素缺乏，因此，老年人每天必须有足够的维生素供给，才能满足机体代谢的需要，促进机体代谢平衡，增强抗病能力。

（1）维生素 A。维生素 A 能维护上皮组织完整，增强抗病能力。老年人应适当多进食富含维生素 A 的食物，如胡萝卜、绿色蔬菜、牛奶、动物肉和鸡蛋等。

（2）B 族维生素。缺乏维生素 B_1 可引起脚气病；缺乏维生素 B_2 可引起口角炎、皮脂溢出性皮炎；维生素 B_6 能降低血脂，防止动脉硬化和神经炎。它们存在于酵母、糙米、肉、蛋、花生等食物中。

（3）维生素 C。维生素 C 能增强机体免疫力和维持毛细血管的完整性，促进铁吸收和解毒等功能，具有治疗贫血、防治感冒及一定的抗癌作用。维生素 C 存在于新鲜蔬菜和水果中，如绿叶蔬菜、西红柿、柑橘、鲜枣、猕猴桃等。

（4）维生素 D。缺乏维生素 D 可引起骨质疏松症，易发生骨折。老年人除多进行户外活动增加阳光照射外，还应多食用牛奶、蛋、肝等食品。

（5）维生素 E。维生素 E 具有抗衰老和维持人体生殖功能的作用，对促进毛细血管增生、改善微循环、抑制血栓形成、防治动脉硬化和心血管疾病有一定作用。豆类和植物油、绿色蔬菜中维生素 E 含量丰富。

7. 无机盐和微量元素

（1）无机盐。缺钙可致骨质疏松，缺铁可引起贫血，缺镁易引起心肌损害，缺钾可致肌无力、心律失常、低血压及诱发洋地黄中毒等，应注意从食物中摄取补充。食盐摄入过多，长期血钠过高可使机体水钠潴留产生水肿，也易诱发高血压、冠心病，故老年人应限制食盐的摄入量。

（2）微量元素。微量元素与人的代谢、生育、疾病及衰老有关。锌有抗氧化、抗衰老的作用，缺锌可出现食欲不振、味觉异常、溃疡难愈合及易患食管癌等情况；硒具抗氧化作用，可减少心肌和血管的损害，长期缺硒易患癌症和心脏病；铬、锰缺乏可引起脂类和糖代谢紊乱，并导致胆固醇升高和动脉硬化，易发冠心病。但微量元素补充过量可出现不良反应甚至引起中毒，应加以注意。

8. 水

水具有维持血液循环、调节体温、参与物质代谢和排泄废物等重要作用。老年人体内水分减少，每日保持饮水量在 2000mL 左右，以补足水分，但也不宜过度饮水，以防心、肾负荷过重。

（二）老年人的平衡膳食

老年人的合理营养，除了要通过食物调配提供满足机体的热能和各种营养素外，还要有合理的膳食制度和烹调方法，三者兼顾才能达到合理营养的目的。平衡膳食是合理营养的核心，又称为"合理膳食"，即根据用膳者对热能与营养素的需要而提供各种比例适中、配合恰当的营养素。

二、老年人营养摄入影响因素

1. 生理因素

老年人味觉功能下降，特别是苦味和咸味功能显著丧失，同时多伴有嗅觉功能低下，不易感受到饮食的香味，所以嗜好味道重的菜肴；多数老年人握力下降，同时由于关节病变和脑血管障碍等引起关节挛缩、变形，以及肢体的麻痹、震颤而加重老年人自行进食的困难；牙齿欠缺及咀嚼肌群的肌力低下影响了老年人的咀嚼功能，严重限制了其饮食摄取量；老年人吞咽反射能力下降，进食过程中易发生吸入性肺炎或窒息性死亡；对食物的消化吸收功能下降，导致老年人所摄取的食物不能有效地被机体利用，特别是摄取大量的蛋白质和脂肪时，容易引起腹泻；老年人易发生便秘，而便秘又可引起腹部饱胀感、食欲不振等，对其饮食摄取造成影响。

除此之外，疾病也是影响食物消化吸收的重要因素，特别是患有消化性溃疡、癌症、动脉硬化、高血压、心脏疾病、肾脏疾病、糖尿病和骨质疏松等疾病的老年人，控制疾病的发展，防止疾病恶化可有效改善其营养状况。

2. 心理因素

饮食摄入异常多见于以下老年人：厌世或孤独者，入住养老院或医院而感到不适应者，精神状态异常者等；排泄功能异常而又不能自理的老年人，有的怕给照顾者带来麻烦，往往控制饮食的摄入量；对于痴呆老年人，如果照顾者不控制其进食量将会导致过食，有时痴呆的老年人还会出现吃石子、钉子，甚至自己的粪便等异常的饮食现象。

3. 社会因素

老年人的社会地位、经济实力、生活环境及价值观等对其饮食影响很大。生活困难导致可选择的饮食种类、数量减少；而营养学知识的欠缺可引起偏食或反复食用同一种食物，导致营养失衡；独居老人或者高龄者，即使没有经济方面的困难，在食物的采购或烹饪上也可能会出现问题；价值观对饮食的影响也同样重要，人们对饮食的观念及要求有着许多不同之处，有"不劳动者不得食"信念的老年人，由于自己丧失了劳动能力，在饮食上极度地限制着自己的需求而影响健康。

三、老年人的饮食原则

老年人饮食应讲究膳食结构科学、营养素均衡、食量合理分配、烹调合理、注意个体差异的原则，充分满足老年人的营养需要，同时应有利于促进健康和延缓衰老。

（一）膳食结构科学

根据老年人的营养代谢特点和营养的需要，其膳食结构大致如下：①主食以米、面、薯类为主，摄入量为300g/d左右；食糖（包括蜂蜜）<25g/d。②蛋白质食物，以动物蛋白为主，如瘦肉（畜、禽肉）75g/d，鱼类（鱼、虾、贝）75g/d，两者交替食用。其他蛋类50g/d、鲜奶225g/d、豆制品100g/d。③脂肪类食物，植物油<25g/d。④维生素及食物纤维类食物，蔬菜250～300g/d、水果100～150g/d。⑤食盐（包括酱油和腌制盐）<8g/d。上述建议的膳食结构，其营养基本满足老年人的每日需要量，可根据不同的年龄、性别和劳动强度适当增减。

（二）营养素均衡

在保证适当的糖类、蛋白质、脂肪三大营养素的同时，应注意水分的适量摄入、各类维生素的供给和食物纤维素的保证。不吃烟熏、烧焦、腌制、发霉或过烫的食物，以预防消化道疾病，如食管癌、胃癌等；适当补充含纤维素多的食物，预防便秘、结肠癌等疾病。

（三）食量合理分配

老年人保持理想的体重很重要，故应适当限制热量的摄入。食量分配，提倡"早晨吃好，中午吃饱，晚上吃少"的原则。根据老年人的生理特点，少吃多餐较为适宜，避免暴饮暴食或过度饥饿，膳食内容的改变也不宜过快，要照顾到个人口味。由于老年人肝脏中储存肝糖原的能力变差，对低血糖的耐受能力不强，容易饥饿，所以在两餐之间适当增加点心是必要的。因为夜间的热能消耗较少，如果多吃富含热能而又较难消化的蛋白质和脂肪会影响睡眠。晚餐可吃些蔬菜和含糖类较多而又易于消化的食物。

（四）烹调合理

老年人由于牙齿松动和脱落导致咀嚼能力减退，消化能力下降，在食物的配料上应采用既适合老年人咀嚼又便于消化、吸收的食物，因此食物加工应细、软、松，烹调宜采取蒸、煮、炖、煨等方式，同时应注意色、香、味，既易消化又促进食欲。食物的温度要适宜老年人，老年人消化道对食物的温度较为敏感，饮食宜温偏热，两餐之间或入睡前可加用热饮料，以解除疲劳。

（五）注意个体差异

尽管同为老年人，但由于饮食习惯、劳动强度、遗传因素、患病状况、宗教及个人健康等多方面影响，使在饮食习惯上仍存在个体差异。在饮食种类选择上既要满足个人的嗜好和习惯，又要符合老年人活动消耗，还要更多地考虑饮食是否有利于身体的健康。

四、老年人饮食护理

（一）烹饪时的护理

1.咀嚼、消化吸收功能低下者

蔬菜要切细，肉类最好制成肉末，烹制方法可采用煮或炖，尽量使食物变软而易于消化。但由于易咀嚼的食物对肠道的刺激作用减少，往往很容易引起便秘，因此应多选用富含纤维素的蔬菜类，如绿叶蔬菜、根茎类食物等烹制后食用。

2.吞咽功能低下者

老年人吞咽功能减退，进食时易发生呛食或噎食。对吞咽功能障碍的老年人更应该引起注意，进食液体类食物，如酸奶、汤面等时应防止噎食，因此，老年人进食应选择黏稠度较高的食物，同时要根据老年人的身体状态合理调节饮食种类。

3. 味觉、嗅觉等感觉功能低下者

饮食的色、香、味能够刺激感官、增加食欲，因此味觉、嗅觉等感觉功能低下的老年人偏重味道重的饮食，特别是盐和糖，而盐和糖食用过多对健康不利，使用时应格外注意。有时老年人进餐时会感觉食物味道太淡而没有胃口，烹调时则可用醋、姜、蒜等调料来增进食欲。

（二）进餐时的护理

1. 一般护理

进餐时，室内空气要新鲜，必要时应通风换气，排除异味；老年人单独进餐食欲不佳时，协助其与其他老年人一起进餐则可增加进食量；鼓励老年人自行进食，对卧床的老年人要根据其病情采取相应的措施，如帮助其坐在床上并使用特制的餐具（如床上餐桌等）进餐；在老年人不能自行进餐，或因自己单独进餐而摄取量少并有疲劳感时，照顾者可协助喂饭，并注意尊重其生活习惯，掌握适当的速度与其配合。

2. 上肢功能障碍者

老年人患有麻痹、挛缩、变形、肌力低下、震颤等上肢障碍时，摄入食物困难，但是有些老年人还是愿意自行进餐，此时，可以自制或提供各种特殊的餐具。例如：国外有老年人专用的叉、勺出售，其柄很粗以便于握持，亦可将普通勺把用纱布或布条缠上；有些老年人的口张不大，可选用婴儿用的小勺加以改造；使用筷子的精细动作对大脑是一种良性刺激，因此应尽量维持老年人的这种能力，可用弹性绳子将两根筷子连在一起以防脱落。

3. 视力障碍者

对于视力障碍的老年人，做好单独进餐的护理非常重要。照顾者首先要向老年人说明餐桌上食物的种类和位置，并帮助其用手触摸以便确认。注意保证老年人安全，热汤、茶水等易引起烫伤的食物要提醒其注意，鱼刺等要剔除干净。视力障碍的老年人可能因看不清食物而引起食欲减退，因此，食物的味道和香味更加重要，或者让老年人与家属或其他老人一起进餐，制造良好的进餐气氛以增进食欲。

4. 吞咽功能低下者

由于存在会厌反应功能低下、会厌关闭不全或声门闭锁不全等情况，吞咽功能低下的老年人很容易将食物误咽入气管。尤其是卧床老年人，其舌控制食物的能力减弱，更易引起呛食，因此进餐时老年人的体位非常重要。一般采取坐位或半坐位比较安全，偏瘫的老年人可采取侧卧位，最好是卧于健侧。进食过程中应有照顾者在旁观察，以防发生事故。同时随着年龄的增加，老年人的唾液分泌也相对减少，口腔黏膜的润滑作用减弱，因此，进餐前应先喝水湿润口腔，对于脑血管障碍及神经失调的老年人更应如此。

若老年人不能或不宜经口进食，可通过鼻饲、肠道高营养及全肠道外营养等方法，为老年人供给营养和水分。

第六节 安全用药

一、老年人用药特点

（一）老年人药物代谢特点

老年药物代谢动力学（Pharmacokinetics in the Elderly）简称"老年药动学"，是研究药物在老年人体内的吸收、分布、代谢和排泄过程及药物浓度随时间变化规律的科学。其特点是药物代谢动力学过程缓慢，药物代谢能力减弱，药物排泄功能降低，药物消除半衰期延长，血药浓度增高等。

1. 吸收过程减慢

药物从用药部位进入血液循环的过程称为"吸收"。大多数老年人存在药物吸收减慢的现象。影响老年人药物吸收减慢的原因有以下几点：

（1）胃酸减少影响药物的吸收。胃酸减少可致胃液 pH 升高，影响药物的离子化程度。老年人胃黏膜萎缩、胃酸减少的发生率明显增加（70 岁的老年人胃酸减少20%～25%），药物的吸收与药物解离程度有关，解离程度大的药物不易被吸收，未解离的药物则易被吸收。如：阿司匹林在正常胃酸内不易解离，吸收好，当胃酸缺乏时其在胃中的吸收必然减少；安定（地西泮）则必须在胃酸中水解后形成甲基安定才能起作用，胃酸分泌减少时其生物利用度必然受到影响。

（2）胃排空速度减慢。老年人胃肌萎缩，胃蠕动减慢，使胃排空速度减慢，延迟药物到达小肠的时间，小肠是大多数药物的吸收部位。因此，药物的吸收延缓、速度降低，有效血药浓度到达的时间推迟，特别对在小肠远端吸收的药物或肠溶片有较大的影响。

（3）肠肌张力增加和吸收减少。老年人由于肠蠕动减慢，肠内容物在肠道内滞留时间延长，药物与肠道表面接触时间延长，药物吸收增加。但胃排空延迟、胆汁和消化酶分泌减少等因素都可影响药物的吸收。

（4）胃肠道黏膜和肝血流量改变。老年人胃肠黏膜的结构、功能和血流量随增龄而发生的改变也会影响药物的吸收。老年人小肠绒毛变厚、变钝，黏膜的吸收面积减少，血流量较正常成年人减少，这些改变必然使老年人胃肠道的药物吸收明显低于正常成年人，老年人对奎尼丁、氢氯噻嗪的吸收可能减少。肝血流量减少使其药物首过效应减弱，有些主要经肝脏氧化消除的药物如普萘洛尔，其药物消除速度减慢，使得其血药浓度升高。

2. 分布容积影响药物的疗效

药物进入血液循环后向组织器官或体液转运的过程称为"分布"。人体内影响药物分布容积的主要因素是机体组成成分和血浆蛋白结合率。老年人随年龄增长而发生的身体构成的改变引起药物在体内分布容积的改变，进而影响了药物的疗效和毒性。

（1）水分量的减少使水溶性药物分布容积减少。随着年龄的增长，老年人体液总量较年轻人明显下降，细胞内液也相应减少。亲水性高的药物，如地高辛、吗啡、哌替啶、对乙酰氨基酸等，在体内的分布容积随年龄增长而减少，从而使血药浓度的峰值增高和不良反应增加，所以，老年人应用此类药物应适当减少剂量。

（2）脂肪的增加使脂溶性药物分布容积增大。随着年龄的增长，老年人的体内细胞数和细胞内含水量减少，肌肉组织减少而脂肪组织相对增多，因而使水溶性药物的分布减少，而脂溶性药物分布则增多；体内非脂肪组织逐渐减少，脂肪的含量则相对增加，亲脂性高的药物，如地西泮、苯巴比妥、利多卡因等，在脂肪组织中暂时的蓄积增加，其分布容积随年龄增长而增大，导致血药浓度的峰值减少，半衰期延长，使其作用持久，因此老年人在应用亲脂性药物时，应适当延长给药间隔时间。

（3）血浆蛋白结合率影响药物的分布容积。血浆蛋白结合率对药物分布容积的影响取决于血浆白蛋白含量和药物的竞争性置换作用。老年人血清蛋白随增龄而下降，血液蛋白含量逐渐降低，其结合药物的量相应减少，血液中呈游离状态的药物必然增多，即血液中和进入组织未被结合的药物浓度升高。血药浓度增加，药物的毒副反应必然加大。蛋白结合率高的药物影响尤其明显，如华法林、呋塞米、地西泮、阿司匹林、普萘洛尔、苯妥英钠等。因此，老年人在临床用药时应注意减少此类药物剂量。

此外，老年人往往由于同时患有多种疾病而使用多种药物，这些药物在体内竞争性地与血清蛋白结合，结果结合力较强的药物其血药浓度较低，相反则血药浓度较高。例如：水杨酸与甲苯磺丁脲合用时易导致低血糖；胺碘酮与地高辛合用时易导致地高辛出现毒性反应。因此，在老年人应用多种药物时应注意药物间的相互作用。

3. 代谢能力减弱

药物进入人体在肝脏经氧化、还原、水解等一系列代谢过程后最终被排出体外。随着年龄的增长，老年人肝微粒体内的药物氧化酶活性下降，非微粒体酶活力减弱，肝血流量减少，使血药浓度升高，血浆半衰期延长，首过效应降低。临床上使用药物的不良反应增多或更易出现毒性反应。特别值得注意的是，一般的肝功能检查并不能有效地反映肝脏对药物代谢的能力。因此，临床上应注意用药剂量和用药时间间隔，注意监测血药浓度。

4.药物排泄能力下降

药物在老年人体内吸收、分布、代谢后以原形或其代谢物形式通过排泄器官排出体外，可排泄的器官有肾脏、肺脏、皮肤、肠道等，但大多数药物主要通过肾脏排泄。老年人肾功能老化性减退，主要为肾小球滤过率降低、肾血流量减少等。由此可使以原形排出体外的药物蓄积，表现为药物排泄时间延长，清除率降低。经肾排泄减少的药物有：抗生素类药物，如阿米卡星、庆大霉素、妥布霉素、环丙沙星、呋喃妥因、链霉素等；心血管类药物，如卡托普利、依拉普利、赖诺普利、喹那普利、地高辛、普鲁卡因胺、N·乙酰普鲁卡因胺等；利尿药，如呋塞米、氢氯噻嗪、氨苯蝶啶、阿米洛利等；抗精神病药，如利培酮等；抑制胃酸药，如西咪替丁、雷尼替丁等；其他如金刚烷胺、甲氨蝶呤等。

老年人肾功能减退，加上药物血浆半衰期延长，因此给药剂量应减少，给药间隔时间应适当延长，尤其是以原形排出的药物及治疗指数窄的药物，如地高辛、庆大霉素等。若老年人同时伴有低血压、心力衰竭或其他病变，用药更应注意减量。

（二）老年人药效学特点

老年药物效应动力学（Pharmacodynamics in the Elderly）简称"老年药效学"，是研究药物对机体的作用及作用机制的科学。老年药效学改变是指机体效应器官对药物的反应随年龄增长而发生的改变。老年药效学改变的特点为对大多数药物的敏感性增高，作用增强，对少数药物的敏感性降低，药物不良反应发生率增加，用药依从性降低。老年药效学改变的另一特点是对药物的耐受性降低，尤其是女性。具体表现如下：

1.多药联用耐受性下降

老年人单一用药或少数药物合用时耐受性较多药合用为好，如利尿剂、镇静药、安定药各一种并分别服用，耐受性较好，能各自发挥预期疗效；但若同时合用，则病人不能耐受，易出现直立性低血压。

2.对影响呼吸功能的药物耐受性差

因为老年人呼吸系统、循环系统功能降低，应尽量避免使用这类药物。例如，哌替啶对呼吸系统有抑制作用，禁用于慢性阻塞性肺气肿、支气管哮喘、肺源性心脏病等病人，老年人慎用。

3.对影响肾功能的药物耐受性下降

肾脏是药物排泄的主要器官，随着年龄的增长，肾组织出现玻璃样变、动脉硬化及间质纤维化等形态改变，随着时间的推移，肾血流量、肾小球滤过率、肾小管的分泌和排泄功能降低，经肾脏排泄的药物在体内消除缓慢，血浆半衰期延长，使老年人更容易发生不良反应。所以，老年人由于肾调节功能和酸碱代偿能力较差，输液时注意调整，由于排泄慢或易引起电解质失调的药物耐受性下降，故使用剂量宜小，间隔时间宜长，还应注意检查药物的肌酐清除率，如地高辛、别嘌呤醇、利多卡因、地西泮、氨苄青霉素、氨基糖苷类和头孢菌素类抗生素、乙胺丁醇等药物。

4. 对影响肝功能的药物耐受性下降

（1）肝脏是药物代谢的主要场所。老年时肝重量减轻，成年人（20～40岁）肝重约1200g，老年人（71岁以上）平均肝重仅约741g；功能性肝细胞数量减少；肝血流量在60～80岁减少40%～45%。老年人特别是营养不良时肝合成蛋白的能力降低，易出现低蛋白血症，使血中结合型药物减少，游离型药物增多，血药浓度增高。因此，老年人用血浆蛋白结合率高的药物如利血平、异烟肼、哌替啶、吗啡、保泰松、地西泮、氯丙嗪、洋地黄毒苷、水杨酸盐等，尤其是同用几种药物时由于竞争性结合，导致药物血浆浓度增高或消除延缓而出现更多的副作用。

（2）老年人肝代谢。阿普唑仑、利多卡因、甲苯磺丁脲等药物的代谢率亦随年龄增长而明显降低，药物半衰期延长，代谢茶碱的功能比青年人低35%，易在体内蓄积产生毒副作用。

因此，老年人对血浆蛋白结合率高或经肝脏代谢的药物时耐受力下降，使用时应减少剂量，通常使用的剂量是青年人的1/3～1/2。

5. 对胰岛素和葡萄糖耐受性下降

老年人由于肝肾功能调节血糖功能下降，且大脑耐受低血糖的能力较差，易发生用药后低血糖反应，特别是夜间低血糖已成为老年糖尿病病人不可忽视的死亡原因。因此，要教会老年糖尿病病人和家属识别低血糖的症状，随身携带糖果、饼干和糖尿病卡便于救治，并警惕夜间低血糖昏迷的发生。

（三）老年人常见的药物不良反应

药物不良反应（Adverse Drug Reaction，ADR）是指在正常用量情况下，由于药物或药物相互作用而发生与防治目的无关的不利或有害反应，包括药物副作用、毒性反应、变态反应、继发反应和特异性遗传素质等。

老年人常同患多种疾病，接受多种药物治疗，易发生药物相互作用，加上老年人的药物代谢和排泄能力减退，同时老年人缺乏用药知识、擅自服用药物、滥用滋补药、自行调整药物剂量和次数等，是老年人发生ADR的主要原因。老年人常因ADR多次就诊。WHO的资料认为，因ADR住院的病人占住院总人数的5%～10%，住院病人ADR的发生率为10%～20%，ADR造成的死亡占住院死亡人数的0.24%～2.9%。有研究显示，老年人ADR的发生率随年龄增长而增加，60～69岁组为15.4%、70～79岁组为21.3%、80～89岁及以上组为25%，显著高于其他人群。常见我国引起老年人ADR的前3类药物是抗生素类、中药、解热镇痛药。老年人用药后常见如下不良反应：

1. 精神症状

中枢神经系统尤其大脑最易受药物作用的影响。老年人中枢神经系统对某些药物的敏感性增高，可引起精神错乱、抑郁或痴呆等。例如：吩噻嗪类、洋地黄、降压药和吲哚美辛等可引起老年抑郁症；中枢抗胆碱药安坦可致精神错乱；老年痴呆病人使用中枢抗胆碱药、左旋多巴或金刚烷胺可加重痴呆症状。

2. 体位性低血压

老年人血管运动中枢的调节功能减退，即使没有药物的影响也会因体位突然改变而产生头晕，如使用降压药、三环类抗抑郁药、利尿药、血管扩张药时尤易发生体位性低血压，因此，在使用这些药时应特别注意。

3. 耳毒性

老年人由于内耳毛细胞数目减少，听力有不同程度的减退，易受药物影响而产生前庭症状和听力下降，已知氨基糖苷类抗生素对第八对脑神经的损害最为严重，多见于年老体弱者，前庭损害的主要症状为眩晕、头痛、恶心和共济失调，耳蜗损害的症状有耳鸣、耳聋。由于毛细胞被药物破坏后难以再生，导致永久性耳聋，所以老年人使用氨基糖苷类抗生素时应减量，最好避免此类抗生素和其他影响内耳功能的药物同时使用。

4. 尿潴留

老年人常因精神抑郁服用三环类抗抑郁药，因震颤麻痹使用中枢抗胆碱药。这两类药物均有阻断副交感神经的作用，使伴有前列腺肥大及膀胱颈纤维性变的老年病人易患尿潴留，在使用时应加以注意。

5. 药物中毒

老年人各个重要器官的生理功能下降，60 岁以上老年人的肾脏排泄毒物的功能比 25 岁时下降 20%，70 ~ 80 岁时下降 40% ~ 50%。60 岁以上老年人肝脏血流量比年轻时下降 40%，解毒功能也相应降低，因此，老年人用药容易中毒。例如，某老年人，83 岁，患有冠心病、房颤、心功能 3 级、高血压、甲状腺功能减退症。遵医嘱治疗用地高辛片、呋塞米（速尿）、培哚普利、左甲状腺素等多种药物。在使用地高辛 0.125mg/ 次，1 次 /d 维持剂量治疗期间，病人出现恶心、头痛等症状，监测地高辛血药浓度为 1.95μg/mL，结合病人高龄、肥胖、甲状腺功能减退症等洋地黄中毒危险因素，尽管病人血药浓度在正常范围（0.5 ~ 2μg/mL）内，但是已接近中毒浓度。临床药师建议减少地高辛剂量至 0.125mg 隔日 1 次，2d 后病人症状缓解，该老年病人长期服用利尿剂可导致低钾、低钠等电解质紊乱，电解质紊乱是洋地黄中毒的一个主要诱因，因此呋塞米和地高辛合用中毒风险增加，同时培哚普利等血管紧张素转换酶抑制剂（ACEI）类药物可能减少地高辛的肾小球滤过和肾小管排泌能力，降低肾清除率，从而增加地高辛中毒的风险。由于病人高龄，上述因素均增加了病人地高辛中毒的危险。地高辛常见不良反应有食欲不振、恶心、呕吐、头痛、眩晕、黄绿视觉障碍、室性心律失常等。

6. 常见药物不良反应的预防护理措施

（1）在使用药物前，认真阅读说明书，了解药物发生不良反应的表现，以及老年人用药需特别注意的问题。

（2）在使用药物期间，应密切观察病情变化及有无不良反应发生，定期检查心电图、监测血液药物浓度，注意中毒迹象，及时调整剂量。

（3）心力衰竭病人大多为老年人，因多病共存，常需与其他药物联合使用，故有可能引起地高辛的血药浓度升高或降低，例如，硝苯地平、胺碘酮、利血平、肾上腺素、麻黄碱、钙制剂等会使其升高，阿司匹林、巴比妥等会使其降低。因此，联合用药时，应在监测血药浓度下调整主药和配伍用药的剂量，制定出合理的给药方案。

（4）加强专业知识学习，更多了解药物间相互作用知识。老年人需慎用的药物还包括以下几种：①肾上腺素、胰岛素、麻黄碱、阿托品、颠茄：老年人对这些药物比较敏感，使用时应酌情减量。②洋地黄类药物：由于老年人对药物的排泄慢，易造成药物在体内的蓄积中毒，老年人的用量应为青壮年剂量的 1/4。③保泰松、吲哚美辛、布洛芬、阿司匹林：老年人长期服用此类药物时，保泰松可引起水肿和再生障碍性贫血；阿司匹林等解热镇痛药可使老年人大量出汗而虚脱。以上药物老年人应避免使用或少用。④苯巴比妥、甲喹酮：长期服用可形成依赖，用量逐渐增加。以上药物久停服用后，会出现头晕、恶心、肌肉跳动或失眠加重，并有毒性及心、肝、肾损害。⑤大黄：老年人便秘多因身体过胖、腹部肌肉无力、肠蠕动减弱所致，属于功能性便秘。长期服用导泻药不仅会引起肠痉挛，还可造成体内钙和维生素的缺乏，因此要慎用。需要导泻时，使用开塞露比较安全。⑥青霉素、链霉素、卡那霉素、庆大霉素、氯霉素：抗生素对治疗细菌感染性疾病虽有显著疗效，但也有许多副作用。使用青霉素后可出现过敏反应，轻者出现全身皮疹，重者可因过敏休克导致死亡，因此在使用前必须做皮内试验。链霉素、卡那霉素、庆大霉素具有耳毒性，可以损害第八对脑神经，使人听力减退、耳鸣和眩晕。氯霉素、合霉素可引起再生障碍性贫血。以上药物用于老年人时必须慎重。⑦利尿药：主要不良反应是电解质紊乱，若长期使用引起低血钠、低血钾或高血钾。老年人由于肾浓缩功能减退和口渴感觉迟钝，容易出现过度失水现象。

二、老年人的安全用药护理

（一）老年人用药原则

目前老年人多药合用十分普遍，老年人药物不良反应（ADR）的发生率居高不下，其 ADR 比成年人高 3 倍以上，老年人因 ADR 致死者占死亡人数的一半，老年人成了 ADR 的主要受害者。如何做到老年人合理用药是一个亟待解决的临床问题。据有关资料统计，在 41～50 岁的病人中，药物不良反应的发生率是 12%，80岁以上的病人上升到 25%。老年人用药原则可作为临床合理用药的指南，具体内容如下：

1. 受益原则

受益原则首先要求老年人用药有明确的适应证，同时要求用药的受益与风险比值大于 1。有用药适应证而用药受益与风险比值小于 1 者，则不考虑使用此药，可选择疗效确切而毒副作用小的其他同类药物。例如，有高血压的脑梗死老年病人非溶栓治疗时，若用肝素抗凝治疗并发出血危险约为 10%，而未采用抗凝治疗发生脑卒中者仅为 0.6%。对这类老年病人抗凝治疗后不良反应风险明显大于未抗凝病人，因此此类老年病人不需要用药抗凝治疗。例如，经常失眠的老年病人，避免睡前产生兴奋的因素包括抽烟、喝浓茶，减少白天的睡眠等非药物措施来改善失眠状态，与出现失眠使用镇静催眠药的老年病人比较，前者避免了药物不良反应。又如，对于老年人的心律失常，如果既无器质性心脏病，又无血流动力学障碍，长期用抗心律失常药可使死亡率增加。因此，应尽可能不用或少用抗心律失常药。选择药物时要考虑到既往疾病及各器官的功能情况，对于有些病症可以不用药物治疗就能观察病情的，应适当休息，不要急于用药。如便秘的老年人，可通过腹部按摩、多喝水、增加粗纤维食物的摄取或喝蜂蜜等措施促进排便。

2. 5 种药物原则

老年人大多是多病共存，常多药合用治疗。过多使用药物不仅增加经济负担，减少依从性，而且增加药物间相互作用，增加药物效应的协同作用或出现拮抗反应使用药效果叠加或减弱，甚至发生严重毒副作用。当多药联用时药物间相互作用（不良反应）的概率相应增加，用药越多则药物不良反应发生率越高。据统计，同时使用 5种药物以下的 ADR 发生率为 4%，6～10 种为 10%，11～15 种为 25%，16～20 种为54%，所以老年人同时用药不能超过 5 种。治疗时分轻重缓急，抓主要矛盾，选主要药物治疗：选用具有兼顾治疗作用的药物，如高血压合并心绞痛者可选用 β 受体阻滞剂及钙拮抗剂；高血压合并前列腺肥大者，可用 α 受体阻滞剂；重视非药物治疗，减少和控制服用补药；治疗过程中若病情好转、治愈或达到疗程时应及时减量或停药。另外，要重视非药物疗法，这仍然是有效的基础治疗手段。例如，早期糖尿病病人可采用饮食疗法，轻型高血压病人可通过限钠、运动、减肥等方法控制血压。老年人便秘可多吃粗纤维食物，加强腹部按摩等，病情可能得到控制而无须用药。联合用药时，各药间常有相互作用，不是使药效降低或失效，就是增加药物毒性，特别是后者，有时可带来严重的后果。临床上药物相互作用引起的不良反应有高血压危象、心律失常、严重低血压、出血、呼吸麻痹和肾功能损害等，这些后果对衰老机体危害更大。如：心得安与降糖灵的合用，可加重低血糖反应；地高辛与利血平合用可导致严重的心动过缓，且易发生异位心律。由于老年病人的生理、生化功能改变，药物相互作用更易发生，故在执行医嘱或给药时要特别谨慎。

3. 小剂量原则

老年人的肝脏代谢能力下降、肾脏排泄能力下降，除维生素、微量元素和消化酶类等药物可以用成年人剂量外，其他药物都应低于成年人剂量。《中华人民共和国药典》（简称《中国药典》）规定：老年人用药量为成人剂量的 3/4；一般开始用成人剂量的 1/4～1/3，然后根据临床反应调整剂量，逐渐达到成人剂量的 2/3 或 3/4，出现满意疗效且无不良反应为止。即只有把药量控制在最低有效量，才是老年人的最佳用药剂量。

4. 择时原则

择时原则是根据时间生物学和时间药理学的原理，选择最合适的用药时间进行治疗，以提高疗效和减少毒副作用。由于许多疾病的发作、加重与缓解具有昼夜节律的变化（如急性心肌梗死和脑出血的发病高峰在上午，变异型心绞痛、脑血栓、哮喘常在夜间或凌晨发作；类风湿性关节炎患者常在清晨出现关节僵硬等）。因此，进行择时治疗时，注意根据疾病的发作、药代动力学和药效学的昼夜节律变化，选择最佳用药时间。例如：变异型心绞痛多在 0 点到 6 点发作，因此主张睡前用长效钙拮抗剂，也可在睡前或半夜用短效钙拮抗剂；劳力型心绞痛则多在上午 6 点到 12 点发作，应在晚上用长效硝酸盐、β 阻滞剂及钙拮抗剂；降糖药优降糖、糖适平应在饭前 0.5h 用药，二甲双胍应在饭后用药、拜糖平与食物同服。

5. 暂停用药原则

老年人用药期间应密切观察病情变化，一旦出现新的症状，应考虑为药物的不良反应或是病情加重。前者应停药，后者则应加药。对于服药的老年人出现新的症状，停药受益可能多于加药受益。因此，暂停用药是现代老年病学中最简单、有效的干预措施。

剂量个体化也是药物治疗的一项重要原则，对老年病人尤为重要。虽说老年人的生理功能都有减退，但个体间存在一定差异，即使年龄相同，而功能衰减程度却不一致，故药物的反应也不一样。因此，老年人用药应从小量开始，逐渐达到个体最适量。一般主张用常量的 1/2 或 3/4，同时需注意药物的相互作用。

（二）老年人给药途径

1. 给药途径

老年人常用的给药途径有口服、舌下含服、吸入、皮肤黏膜用药、直肠等局部给药及注射（皮内、皮下、肌内、静脉注射）等。除静脉注射药液直接进入血液循环外，其他给药途径药物均有一个吸收过程，各途径吸收到血液的快慢顺序依次为吸入＞舌下含服＞直肠给药＞肌内注射＞皮下注射＞口服＞外敷。老年人因体质较差，以口服、静脉注射效果较好。肌内注射、皮下注射比较容易操作，但因局部循环欠佳，药物释放缓慢，有时不易达到有效药量致使效果较差。当病人不能口服（如处于昏迷、呕吐状态）、不易口服或在进行抢救的情况下，可采用注射法，其特点是作用快、剂量准，尤以静脉注射作用最快。老年人由于血流量减少，局部血液循环不如成年人，因此药物吸收速率和起效时间也受到影响。

老年人大都脾胃虚弱，一般较能耐受颗粒剂（冲剂）或液体制剂，如口服液、糖浆、合剂等，给药途径以口服最为简便、安全，一般情况下尽量采用口服。

2. 给药的注意事项

（1）服药姿势。口服给药时应采取立位或坐位，这时食管处于垂直位，有利于药片下行入胃。若情况不允许，亦应坐直身体，吞下药片后约1min再躺下。若躺着服药或服后取卧位，会使有刺激性的药片粘于食管壁上，不易及时进入胃内，可导致食管炎症甚至形成溃疡，还可因药物的吸收延缓而使药效降低，如强力霉素、盐酸四环素、氯化钾、硫酸亚铁、奎尼丁、非甾体抗炎药等片剂。若服法不当，还可引起食管损伤。

（2）严格掌握用量。老年人服药剂量（包括药水）要准确，不可随意减少或加大药物剂量。用量不足，不仅治不好病，还会产生耐药性，给彻底治愈带来困难。老年人用药若超过规定用量，因老年人药物代谢或排泄减少，可出现并加重药物中毒反应，甚至导致生命危险。

（3）给药时间。药物在体内的作用可表现出一定的昼夜节律性，故同一药物在不同时间给药，其体内过程和药效可能不同。如：不少老年病人上午血压较高，而晚上血压较低，故服用降压药最好在早晨；而一些他汀类药物在晚上服用效果最好，能降低或避免血脂在血管壁上的沉积；胃药、钙片需空腹服用，更利于药物的吸收和发挥作用。有的药物可根据生物规律，选择最佳给药时间。

（4）服药禁忌。服药宜用温开水。老年人服用片剂或胶囊要用足量温开水送服，至少饮水100mL。若服药时饮水量过少，药片易滞留于食管壁上，既刺激食管，又延误疗效；送服液体不可用牛奶、豆浆、茶水、咖啡、可乐等饮料，因为这些饮料中的一些成分可能与药物发生反应，影响疗效。服药后亦不宜立即饮茶，尤其浓茶。最好服药后间隔2h再饮茶或牛奶等，因浓茶含有鞣酸等物质，与药同服产生化学反应，破坏药物中某些成分，降低药物效果。某些特殊药物服药时应特别注意，如服乳酶生，忌用热水冲服；服润喉片、止咳糖浆后不要马上饮水等。此外，服用有些药物要忌食辛辣食物或不要与酒同服；有些药物不能一起服用，如胃蛋白酶和碱性药物不能同服，有的食物会影响某些药物的吸收和作用；服用抗生素一周内禁饮酒等。

（5）根据剂型服药。有些药物不能压碎或打开胶囊服用，如缓释片或缓释胶囊，压碎或拆开服用可以短时间升高药物浓度，很快被机体代谢，药物不能维持较长时间的有效浓度，影响治疗效果；有些药片是不可磨碎或分半的，除咀嚼片剂外，一般应整个吞下，不要压碎或打开胶囊，否则可增加药物毒性或影响血药浓度和药效，甚至发生生命危险。

临床上应避免老年人因缺乏口服药物服用知识，或因片剂较大或胶囊形状过长难以下咽而打碎片剂或拆开胶囊服用的现象。肠溶剂不可嚼碎或磨粉，也不宜与抗酸药同服，服用抗酸药后，胃中 pH 会上升，使得肠溶剂受破坏，在胃中崩解，一方面刺激胃，另一方面也失去设计的剂型。因此，肠溶剂不要和抗酸药服用，如奥美拉唑肠溶片、泮托拉唑肠溶片、比沙可啶肠溶片、丙戊酸钠缓释片（德巴金）、兰索拉唑（达克普隆）等。有些药物外层增加了一层肠衣，保护药物不被胃液消化，减少对胃刺激。例如：比沙可啶、甲硝唑、多西环素、二氯芬酸钠肠衣颗粒等磨粉后，会破坏肠衣，易刺激胃；柳氮磺吡啶肠溶片可减少胃肠道不良反应，所以需整片服用。有些药物为了避免在小肠内吸收失效制成肠衣剂型，如美沙拉嗪等肠衣片，其有效成分在肠末端和结肠才释出，若磨粉后，药物效果明显降低；奥美拉唑镁片剂和兰索拉唑肠衣颗粒剂其药品本身具酸不安定性，故制成肠衣颗粒，磨粉后破坏了肠衣，药品会受胃酸破坏而失效；蛋白分解剂舍雷肽酶（达先）、马来酸氟伏沙明等磨粉后药效会降低。

（三）老年人安全用药护理

随着年龄的增长，老年人记忆力减退，学习新事物的能力下降，对药物的治疗目的、服药时间、服药方法常不能正确理解，影响用药安全和药物治疗的效果。同时，老年人由于营养状况、衰老程度、基础疾病等方面的差异，药物代谢过程的个体差异较年轻人更为显著。因此，老年人安全用药护理十分重要。

1.给药前评估

（1）心理—社会状况：给药前应先了解老年人的文化程度、饮食习惯、作息时间、家庭经济状况，对当前治疗方案和护理计划的了解程度、认知程度和满意度，家庭的支持情况，对药物有无依赖、期望、恐惧等心理。

（2）当前的身体情况：评估当前老年人视力、听力、理解能力、记忆力、吞咽能力、获取药物的能力、发现不良反应的能力以及各脏器的功能情况，如肝功能、肾功能的生化指标。

（3）用药史：详细评估老年人的用药史，建立完整的用药记录，包括既往和现在的用药记录、药物的过敏史、引起副作用的药物，以及老年人对药物的了解情况。

2. 指导老年人安全用药

（1）指导用药前准备。服用药物以前应检查药物是否过期、变质等。若老年人理解能力正常，应向老年人简单、明了地讲解药物的作用及服药后可能出现的副作用。服药期间应多关心老年人，并经常与其沟通，了解老年人服药的疗效和不良反应。一旦出现异常症状应立即停止用药，保存好残片，到医院就诊。

（2）指导安全用药。①口服药时应采取立位或坐位。②肠溶制剂不可嚼碎或磨碎，除咀嚼剂外，一般应该整个吞下，不要压碎或打开胶囊，服药宜用温开水，服用片剂或胶囊剂要用足量水送服，不可用牛奶、豆浆、咖啡、可乐等送服。③老年人吞咽片剂或胶囊有困难，宜多选用液体剂型或冲剂、口服液，必要时改为注射给药，老年人用缓释剂型应慎重，因为老年人胃肠功能减弱，影响药物的吸收，或因胃排空变慢、肠蠕动减弱使药物释放时间延长，吸收量增加，药物浓度增大产生不良反应。④给药时间选择要正确，如糖尿病病人皮下注射胰岛素宜在饭前 0.5h 注射。

（3）按医嘱规定用药。由于部分老年人孤独地生活，缺乏关爱与护理，文化水平的差异使得他们对医嘱理解不同，患不同程度的老年痴呆，记忆力、理解力、听力、视力均减退，忘服、误服、不按规定服用药物，或因经济条件不同，承受药物费用的能力有限等导致部分病人不能按医嘱规定合理用药。因此，老年人家人或养老机构的工作人员应担负起监护老年人用药的责任，将每次所服药物分包，每日 3 次、每日 2 次或每日 1 次的药物用不同的颜色分包，并放在不同的位置，以免老年人忘服或多服。

（4）服药技巧。若老年人每次服用药物种类过多或者老年人自理能力差，可将药物从包装盒里取出，把药物的名称、药效、用量、服用时间（饭前、饭后、睡前等）为老年人做详尽的讲解，配好每次服用的药物量，并用老年人能看清楚的大字做好标志，或放置在有明显标志的药盒中，例如，有红色标志的药盒为早晨服用药物，黄色标志为午间用药，晚间用绿色标志等。将药物放在固定、易看到的位置，可通过电话追踪或闹钟提醒老年人按时服药，防止漏服或重复服药，并养成服药前、中、后检查的习惯。

（5）药品保管。应指导老年人将其正在服用的药物和常用的药物放在明显、方便可取的地方，其他备用药要另存且放置整齐。定期检查药物是否过期，过期药物不仅疗效降低，甚至对人体有害，必须丢弃。对待生活不能自理、有精神障碍、长期卧床的老年人，应把药物放在老人接触不到的位置，以防误服或出现意外。

3. 观察和预防药物不良反应

（1）观察药物的副作用。药物的副作用是指与治疗目的无关的药物作用，注意观察老年人用药后可能出现的不良反应，及时处理。对使用降压药的老年病人，要注意提醒其直立、起床时动作要缓慢，避免直立性低血压。其他如镇静药、抗抑郁药、血管扩张药、降压药和利尿药均可引起体位性低血压反应。降压药利血平可引起老年人中枢神经系统症状，如抑郁，甚至自杀，大剂量的利血平可引起震颤麻痹，含有利血平的复方制剂包括复方降压片、北京降压 0 号、降压灵等，使用时注意避免以上情况发生。青霉素由肾小管分泌排泄，由于老年人分泌功能衰退，排泄减慢，易出现中枢神经的毒性反应，可诱发癫痫及昏迷。含铁剂药物可因胃酸分泌减少致吸收量不足，疗效差，宜同服稀盐酸、维生素 C 或增加剂量。吩噻嗪类药物永久性震颤性麻痹老年人发生率较高，尽可能避免长期应用。复方降压片、北京降压 0 号、降压灵等复方制剂均含少量噻嗪类。

（2）观察药物的毒性反应。药物的毒性反应是指药物用量达到的中毒剂量出现的不良反应。常见的不良反应有以下几种：①胃肠道反应：恶心、呕吐、腹痛、腹泻、黄疸等。②中枢神经系统反应：头晕、耳鸣、听力下降等。③心血管反应：血压下降、心动过速或过缓、心律不齐等。

（3）观察变态反应。变态反应常见的症状有发热、心慌、气短、大汗、口唇麻木、荨麻疹、血管神经性水肿等，严重者可发生过敏性休克。老年人药物不良反应发生率高，护理人员应教会老年病人家属观察和预防药物不良反应，提高老年人的用药安全。

（4）注意观察药物矛盾反应。老年人在用药后容易出现药物矛盾反应，即用药后出现与用药治疗效果相反的特殊不良反应。例如，用硝苯地平治疗心绞痛反而加重心绞痛，甚至诱发心律失常，所以用药后要细心观察，一旦出现不良反应宜及时停药、就诊，根据医嘱改服其他药物，保留剩药。

（5）用药从小剂量开始服药时，剂量应准确适宜，老年人用药一般可以从剂量的 1/2 开始，然后根据疗效和不良反应进行调整，逐渐达到成人剂量的 2/3 或 3/4，最后为全部剂量。在老年人服药的同时还应考虑到老年人的个体差异，治疗过程中进行连续观察，一旦发现不良反应，应及时处理。

（6）规定用药时间和用药间隔。根据老年人的服药能力、生活习惯，给药方式应尽可能简单，当口服药物与注射药物疗效相似时，采用口服给药。但注意许多食物和药物同时服用会因彼此的相互作用而干扰药物的吸收。如含钠基或碳酸钙的制酸剂不可与牛奶或其他富含维生素 D 的食物一起服用，以免刺激胃液过度分泌或造成血钙、血磷过高。此外，如果给药间隔过长会达不到治疗效果，而频繁给药又容易引起药物中毒。因此，在安排用药时间和用药间隔时间时，既要考虑老年人的作息时间，又应保证有效的血药浓度。

（7）减少使用保健品，合理应用中药。老年人急性病需要短期药物治疗，慢性病需要长期服药，如高血压、糖尿病、冠心病等慢性病造成了老年人用药种类多的不利一面。为了减少用药，医生对一部分疾病采取非药物治疗，既能降低副作用的发生，又减轻社会和家庭的经济负担。合格保健品的使用可预防疾病、增强体质、延缓衰老，但不主张给高龄多病的老年人服用保健品。

中药和西药可同时用于治疗疾病，但二者之间的相互作用既影响治疗效果，又导致不良反应的发生。例如：麻黄及以其为主要成分的中成药大活络丹、人参再造丸等可拮抗利血平、复方降压片、优降宁等降压药的降压作用，甚至使血压升高；麻黄与洋地黄类合用使强心苷类药物的心脏毒性增强；蟾酥与地高辛合用易致中毒；鹿茸、甘草、胰岛素与口服降糖药合用可减弱其降血糖作用；大黄因含鞣质可与抗生素、钙剂、铁剂、强心苷等生成沉淀，影响疗效；神曲可减弱磺胺类的抗菌作用等。因此，老年慢性病人应尽可能减少用药种类，医生更了解中药和西药之间的相互作用，并正确指导老年人合理用药。

4.老年人用药心理护理

医务工作者要了解老年人，不仅要了解老年人的病情变化、用药情况，还要善于与老年人沟通，分析其思想动态及心理活动。结合老年人特点多关心、体贴老年人，经常与老年人交流、沟通。鼓励老年人倾诉服药的感受，若出现老年人对药物治疗有错误认识或害怕药物的副作用等情况时，应耐心对老年人做好心理疏导，解除老年人的心理障碍，以便配合用药。要关心同情老年人，协助他们以坚强的毅力、乐观的情绪调动自身免疫，使其重新获得健康和快乐。

5.老年人用药健康教育

（1）鼓励老年人首选非药物性措施。指导老年人如果能以其他方式缓解药物不良反应症状的，暂时不要用药，如失眠、便秘和疼痛等，应采用非药物性措施解决问题，将药物中毒的危险性降至最低。

（2）介绍药物知识。以老年人能够接受的方式，向其解释药物的种类、名称、用药方式、药物剂量、药物作用、不良反应和期限等，必要时以书面的方式，在药袋上用醒目的颜色标明用药的注意事项。此外，要反复强调正确服药的方法和意义。

（3）指导老年人避免盲目购买或使用广告药物、保健品。一般健康老年人不需要服用滋补药、保健药、抗衰老药和维生素等。只要注意调节好日常饮食，注意营养，科学安排生活，保持平衡的心态，就可以达到健康长寿的目的。体弱多病的老年人应在医生的指导下，辨证施治，适当服用滋补药物，防止进入盲目、不科学的预防和保健的误区。自己看广告和药品说明书用药治病对老年人极为不利。现在许多广告内容简单，很不规范，掺杂着一些虚假成分，有意提高疗效，夸大适用范围和效果，对药品毒副作用及不良反应描述得很少，甚至有意回避。还有的老年人医药卫生知识非常缺乏，仅凭亲朋好友介绍及道听途说，似懂非懂地擅自用药。更可怕的是一些未正式上市、没有经过国家药品监督管理局批准的药品或过期药品通过另行包装等非法手段出售给老年人长期服用。对于这些问题社会应加强监管，家人合理劝导，医务人员更应进行健康教育。

（4）指导家属用药知识。对老年人进行健康指导的同时，还要对其家属包括生活不能自理的老年人家属进行有关安全用药知识的教育，使他们学会正确协助和督促老年人用药，防止用药不当造成的意外。同时，家属要多关心、体贴老年人，帮助老年人建立恢复健康的自信，提高老年人的自我管理能力和用药的依从性。

例如，某病人，男，72岁，自理能力好。诊断急性咽炎，医嘱给予红霉素、扑热息痛口服药物治疗。服药期间护理措施如下：①检查药物是否过期、变质，过期药物及时处置。向病人及家属讲述红霉素的抗炎作用、扑热息痛的退热作用。②指导老年人服药时间，红霉素应在餐后 2h 服用，以免引起恶心呕吐、腹痛和腹泻等胃肠道症状。③服药期间观察病情变化，关心老年人，经常与其沟通，了解老年人体温是否降到正常、咽痛是否减轻及有无不良反应。红霉素过敏反应表现为药物热、荨麻疹，偶可发生药疹；耳毒反应虽不多见，但有发生，服药数日可出现耳聋，特别是老年人和慢性肾病病人容易发生，或出现听力下降等，老年人在服药期间一旦出现以上异常症状应立即停止用药并与医生沟通，必要时给予药物处理。④两种药剂量与配伍禁忌：红霉素易产生耐药性，故服药时间限于 1 周，最长不超过 10d。不宜与酸性药物如维生素 C、阿司匹林、苯巴比妥等合用，会降低疗效。酒后用扑热息痛易引起中毒，故服药期间避免饮用含酒精饮料。⑤药品保管：应指导老年人将其正在服用的药物和常用的药物放在显眼、方便的地方，其他备用药物另外整齐存放。⑥心理护理：多关心、体贴老年人，经常与老年人交流、沟通。鼓励老年人倾诉服药的感受，若老年人出现对药物治疗有错误认识或害怕药物的副作用等情况时，应耐心对老年人做好心理疏导，解除老年人的心理障碍，以便配合用药。

（5）老年人非合理用药。老年人非合理用药的主要表现有：①根据经验决定用药：老年人，特别是有慢性病者，常喜欢根据以往的用药经验，固执地选择药物和用药剂量，有时甚至拒绝医护人员和药师的指导。②根据广告宣传用药：部分老年人易受广告或他人影响，不考虑自身情况盲目跟随用药。③追求新药、进口药、价格高的药：原因是错误认为新药、进口药、价格高的药治疗效果更好。④重复用药：不了解药物的化学成分，造成多种商品名不同、化学成分相同的药物合用。⑤面面俱到用药：认为每种药物各有作用，中药和合成药各有优点，难以取舍而造成用药种类过多。⑥迷信和过度依赖药物：主要表现在滥用抗感染药物，对解热镇痛及抗炎药的依赖性，过于迷信维生素、抗衰老药、滋补药等在强身健体、益智延年方面的作用，大量或长期使用这类药物。

针对上述情况，老年人合理用药指导应着重于以下几方面：①强调用经验替代专业知识指导用药的危险性，并通过讨论、说服来改变不合理用药的行为。②强调在治疗过程中，需要根据具体疾病、个体差异等综合因素选择药物，合适的药物就是最好的药物。③强调在使用非处方药时，应在药师的指导下，了解药物的成分，以避免重复用药。④强调 5 种药物原则，用药种类越多，ADR 的发生率越高。如同时使用 5 种药物 ADR 的发生率为 4.2%，超过 10 种时增加到 24.2%。⑤强调理性用药，避免在没有明确适应证的情况下随意用药，特别是预防性使用抗感染药物，应合理使用解热镇痛药及抗炎药。到目前为止，大量长期服用维生素、抗衰老药和中药滋补药，对延缓衰老的作用仍没有获得确切的科学证据，但其 ADR 造成的伤害却是显而易见的。

第四章　老年病护理管理

第一节　老年人的身心特点

一、老年人的生理特点

（一）呼吸系统的生理特点

人体各器官中，肺脏是出现老化及功能减退最早的器官之一，人类的呼吸功能一般在 30 岁以后随着年龄的增长逐渐衰退，60 岁以后衰退的速度更加明显，老年慢性肺部疾病的发生率、病死率也随年龄增长而增高。这些现象都与肺老化有关。

呼吸系统的老化包括解剖结构的改变及生理功能的减退。

1. 老年呼吸道解剖结构变化

（1）上呼吸道。老年人鼻黏膜变薄，腺体萎缩，分泌减少，加湿和湿化气体功能减弱。鼻黏膜的萎缩使嗅觉迟钝。喉黏膜感觉减退，反应迟钝，喉头反射和咳嗽反射减弱。因此，上呼吸道的防御和保护功能降低。这是造成老年人极易发生误吸、误咽的生理基础。

（2）下呼吸道。老年人支气管纤毛柱状上皮细胞发生萎缩，常见其纤毛粘连、倒伏、排列紊乱或纤毛脱失，因而阻挡尘粒入肺的能力减弱。这在长期吸烟及在有害气体环境中生活和工作的老年人更为明显。不仅如此，还常见柱状上皮细胞和杯状上皮细胞脱落，基底细胞和上皮鳞状化细胞由于气管上皮细胞损伤，刺激感受器容易受到刺激而致支气管反应增高，形成易发生喘息的病理生理基础。

老年人支气管的慢性炎症主要累及小气道，小气道的炎症向整个管壁及周围扩散。小气道缺乏软骨，管壁被炎症侵蚀后，经受不住管内外压力的变化，易发生塌陷和扩张，从而导致部分小气道阻塞，引起阻塞性通气功能障碍和引流不畅以及肺通气不均的后果。

（3）肺的退行性变。老年人的肺脏随着年龄增长而不断发生退行性变，肺组织弹力纤维中弹性蛋白减少，其性质也有所改变。围绕肺泡与肺泡管周围的弹力纤维趋于老化，所以肺泡管、肺泡囊和肺泡扩张，肺弹性降低，回缩力减退，有效呼吸面积减少，这是老年肺的组织学基础。

老年呼吸系统上的结构改变，必然导致功能的降低，而且随着年龄增长而加重。

2. 老年人呼吸系统的特点及临床意义

（1）老年人呼吸节律的生理变化。老年人在睡眠期间，即使没有心肺疾患，也常发生呼吸紊乱，表现为间歇性通气降低和血氧下降。老年人睡眠中呼吸道肌肉力量减弱，对抗吸气负压的作用下降，而致下呼吸道塌陷，尤其是在熟睡时，骨骼肌完全松弛。舌后缩，颚脱垂，贴近咽后壁，形成解剖学的狭窄而影响通气，故老年人打鼾者甚多。有研究人员随机观察 145 例老年人，发现其中 28% 有睡眠呼吸暂停综合征。

（2）呼吸驱动力减弱。CO_2 是调节呼吸运动最重要的因子。健康人吸入浓度 6% 的 CO_2，通气量可增加 6 倍以上。老年人呼吸中枢对 CO_2 的通气反应的敏感度降低，尤其是老年 COPD 患者可由于呼吸中枢对高碳酸血症的适应使得反应更加迟钝。

低氧血症通过外周化学感受器使呼吸运动兴奋，表现为呼吸加深加快。一般这种低氧刺激呼吸增强的现象，在 $PaCO_2 < 70mmHg$ 时就可表现出来。老年人外周化学感受器对低氧刺激的通气反应较青年、中年低。

（3）肺与胸廓的顺应性下降。老年人肺组织一方面由于弹力纤维的退行性变，肺泡的弹性回缩力变小；另一方面，肺泡表面活性物质合成和释放减少，肺泡表面张力增大，因此肺的弹性阻力变大，也即顺应性下降。老年人由于骨质疏松、椎骨磨损塌陷，常会发生脊柱后突，加之骨关节韧带钙化，胸廓可活动幅度受到限制，也即胸廓的弹性阻力增大或其顺应性下降。肺与胸廓的顺应性下降，必然导致呼吸费力，通气储备能力大大下降。

（4）气道阻塞改变。肺脏是一个开放性器官，长年累月受到外界各种不利因素的影响，到了老年，气道不仅发生退行性变，而且多伴有慢性炎症。老年人气道阻力增加，特别是在呼气过程中，小气道更易陷闭，气体留于肺泡，不易被呼出。

（5）呼吸肌衰退。老年人呼吸肌与全身其他部位的肌肉一样，也在逐渐发生退行性变，吸气力量减弱，耐力下降，易疲劳。由于胸廓的顺应性下降，逐渐倾向于腹式呼吸代偿，呼吸肌强度和耐力下降，老年人膈肌变薄，重量减轻，活动度与肌肉的能量储备比中年、青年差，如果合并肺气肿，这种现象更加明显。

（6）通气功能与气体交换均有减退。老年人由于胸廓以及肺组织衰退，其通气功能减退，反映肺通气功能的指标，如肺活量、补呼气量、一秒钟用力肺活量、呼气峰流速等减退，而功能残气量、残气量、残气/肺总量增加。老年人肺的气体交换功能也随着年龄的增长而逐渐衰退。这是由于肺泡量在减小，通气不均，通气/血流比例失调。加之肺泡壁的退行性变可引起弥散功能减退，所以，老年人血氧分压随着年龄的增长减退。由于 CO_2 的溶解度较高，受到的影响较少，一般只要肺泡通气量减退不显著、气道通畅，CO_2 的排出量基本不受影响。所以老年人血 CO_2 分压的正常值与中年、青年基本相同。

（二）心血管系统的生理特点

随着年龄的增长，心血管系统也发生老化，不仅在功能上，而且在形态结构方面发生一系列的变化。虽然多种疾病可以严重影响老年人的心血管系统功能，但即使是健康的老年人，生理性的变化也是不可抗拒的，正确了解老年人的这种特点，对防治老年心血管疾病具有很大的意义。

1. 心脏的老年化改变

（1）形态结构的改变。研究证明，心脏的细胞总数从 40 岁以后开始逐渐减少。因此，随着年龄的增长，心肌细胞数减少，但心脏重量与大小并未发生变化。老年心脏结构最明显的改变是左心室肥厚，左心室腔相对变小，这主要是心肌细胞体积增大所致。心脏毛细血管网分布并未增加，导致心肌细胞供需发生不平衡。此外，细胞内染色质聚集、缩小、破碎，线粒体数量减少并出现膨胀。这些心肌细胞结构的改变，使心肌收缩力下降，心肌顺应性降低，是最终出现心脏泵功能变化的基础。

除了心肌细胞发生变化外，同时还发生心肌间质的退行性变，胶原的致密度增加，并发生硬化，致使心肌顺应性进一步下降。老年人的心脏瓣膜、腱索亦发生结构改变，常可出现瓣膜增厚、钙化，腱索缩短、功能下降，导致瓣膜反流，增加了心室的前负荷。老年人冠状动脉发生迂曲、钙化，管腔内皮功能下降，致使冠状动脉硬化，降低了冠状动脉的储备能力。

综合上述变化，老年人的心脏泵功能随年龄增长而减退。研究表明，进入老年期后，心肌收缩力每年下降 0.9%，70 岁老年人心功能储备只相当于 40 岁的 50%，加之老年人心率减慢，故心搏血量明显下降。随着心肌细胞和组织间质的老化，心肌硬度不断升高，导致心脏舒张功能下降。临床上舒张功能下降常出现在收缩功能下降之前，并可进一步加速收缩功能的下降。

（2）心脏电生理的改变。老年人心脏窦房结内起搏细胞数量减少、结缔组织增多，因此起搏功能发生生理性衰退。老年人的最大起搏心率随年龄的增长而减退。据研究报道，70 岁老年人的最大心率仅为年轻人的 78%，显示老龄心脏自律性下降。此外，老年人心脏传导系统亦发生退行性变，房室结内随年龄增长出现脂肪组织浸润，因此容易在房室交界区内发生房室传导阻滞。另有实验证明，老年人心肌细胞动作电位 0 相除极速度下降、复极时相明显延长。综上的电生理改变，也提示心肌的老化，进一步导致心肌功能，特别是心肌储备功能的下降。尤其对于在增加运动负荷时由自律性升高所致心率加快的储备下降。

2. 血管与血压的老年化改变

老年人动脉血管中层弹力纤维逐渐僵直、断裂，动脉弹性下降，在大动脉中使管腔增宽、迂曲、延长。近年来研究发现，随着年龄增长而导致的渐进性的动脉硬化不一定都使外周收缩压随之增加。资料发现，从 20 岁到 79 岁，动脉收缩压逐渐增高，但 80 岁以后反而变得平稳，且有所下降。一般来说，在休息时，老年人的左心室充盈压与年轻人相同，但在增加负荷时，老年人的收缩压上升的幅度大于年轻人，说明收缩压与心肌的僵硬、心肌顺应性减退有密切的关系。

血管紧张素可直接调节血压，但老年人的肾素 - 血管紧张素 - 醛固酮系统的活性减低，有可能是老年高血压患者对血管紧张素转换酶抑制剂的治疗效果不是很理想的原因之一。

3. 老年人的心电图改变

老年人心电图的主要变化有：P 波振幅降低，P–R 间期轻度延长，ORS 波电轴左偏，Q–T 间期延长，T 波可低平等。以上变化都与老年人心肌细胞和传导系统的退行性变有关。

（三）消化系统的生理特点

随着年龄的增长，老年人各系统的器官和组织发生退行性改变、代谢下降、功能衰退，逐渐出现机体的老化现象。

1. 口腔

牙龈萎缩，齿根外露，齿槽管被吸收，牙齿松动，牙釉质丧失，牙易磨损、过敏，舌和咬肌萎缩，咀嚼无力，碎食不良，食欲下降，唾液腺的分泌减少，加重消化道负担。老年女性容易出现口干、唾液减少等干燥综合征的表现。老年人常有动脉硬化、脑血管病变，在吞咽时易发生呛咳。

2. 食管

老年人食管肌肉萎缩，收缩力减弱，食物通过时间延长，食管蠕动运动仅占全部吞咽动作的 50%，说明老年人吞咽功能下降，食管体部蠕动欠佳，出现第三收缩波，上食管括约肌和下食管括约肌功能下降或者不协调。由于颈椎骨刺增生可影响食管的运动，因此老年人容易出现胃食管反流病、老年性食管源性胸痛等食管运动障碍性疾病。

3. 胃

老年人的胃黏膜及腺细胞可能发生萎缩、退化，胃液分泌减少，胃酸、胃蛋白酶及有关的消化酶分泌减少，易造成胃黏膜损伤。胃黏膜血流可能变慢，黏液 - 碳酸氢盐的屏障形成障碍，致胃黏膜易被胃酸和胃蛋白酶破坏，内因子分泌功能部分或全部丧失，失去吸收维生素 B_{12} 的能力，易致巨幼红细胞性贫血和造血障碍，胃肠平滑肌细胞的萎缩使胃肠蠕动减弱，胃肠排空延迟，是引发胃轻瘫、便秘等的原因之一。老年人容易发生消化不良、萎缩性胃炎伴肠上皮化生及非典型增生，尽管如此，老年人的胃十二指肠在生理上与年轻人并没有本质上的差异。但老年人在幽门螺杆菌的感染上和非留体类抗炎药的应用上，对胃和十二指肠的细胞功能的影响非常大，常常表现为老年性急性胃黏膜病变和巨大的消化性溃疡引起的上消化道出血。

4. 肠道

老年人肠管蠕动变慢，由于动脉硬化等，肠道易发生血运障碍，易出现便秘、缺血性肠炎等。小肠绒毛增宽变短，平滑肌层变薄，收缩蠕动无力，吸收功能差，小肠分泌功能减弱，各种消化酶水平下降，致小肠消化功能减退；结肠黏膜萎缩，肌层增厚，易产生憩室，结肠蠕动缓慢无力，对水分的吸收无力，大肠充盈不足，不能引起扩张感觉等，易造成便秘。结肠直肠的感觉神经、直肠肛管的神经分布比较丰富，可识别直肠内容物的性状。远端结肠和直肠的依从性能控制、容纳和储存粪便直到在适宜的时间进行排便。任何使肠内感觉神经和膨胀性发生改变的疾病都可引起大便失禁，如脑血管病变、糖尿病性神经病变、严重痴呆和认知有损伤的患者易发生大便失禁。

5. 肝

小肝细胞变性、数量减少，肝结缔组织增加，易造成肝纤维化和硬化，肝功能减退，合成蛋白能力下降，肝解毒功能下降，药物易引起肝损害。老年人消化吸收功能差，易引起蛋白质等营养缺乏，导致肝脂肪沉积。充血性心力衰竭时也可发生肝瘀血。

6. 胆

胆囊及胆管变厚、弹性减低，因含大量胆固醇，易发生胆囊炎、胆石症。临床表现为胆绞痛发作。

7. 胰

胰腺组织萎缩，胰液分泌减少，酶量及活性下降，严重影响淀粉、蛋白、脂肪等物质的消化和吸收，胰岛细胞变性，胰岛素分泌减少，对葡萄糖的耐量减退，增加了发生胰岛素依赖型糖尿病的危险。

（四）内分泌系统的生理特点

老年人神经内分泌系统功能的改变对衰老具有重要影响。

1. 生殖功能减退

老年神经内分泌变化的主要表现之一是生殖功能减退。

（1）性腺功能。老年男性睾丸间质细胞、老年女性卵巢滤泡细胞数目均明显减少，激素合成酶活性下降，加之老年性腺局部血运不足，使激素分泌及储备功能逐渐下降，对促性腺激素刺激反应性降低直至无反应，男性睾酮、女性雌激素和孕激素分泌减少，最终女性体内以雌酮为主要激素。

（2）下丘脑 - 垂体功能。由于性腺激素分泌减少，对下丘脑 - 垂体反馈抑制作用减弱，男女性促性腺激素水平均增高，但脉冲式激素分泌振幅下降。

2. 年龄相关性甲状腺轴变化

（1）老年甲状腺碘摄取及甲状腺内碘浓度均减少。

（2）甲状腺素（T_4）生成及降解率随年龄增长均有下降，加之组织对 T_4 的需求量减少，故总体水平变化不大。三碘甲状腺原氨酸（T_3）水平随老年时 T_4 而转变减少。以上实际上是机体的代谢适应性变化。

（3）老年促甲状腺激素（TSH）分泌无变化或轻度升高。垂体对促甲状腺激素释放激素（TRH）的反应随年龄增长而有所减弱。

3. 年龄相关性生长激素轴（GH）变化

老年时出现的肌肉软弱无力、肌萎缩、骨质疏松、运动耐力降低等与 GH 及胰岛素样生长因子 -1（IGF1）分泌不足有一定关联。

（1）动物试验表明，老年期下丘脑生长激素释放激素（GHRH）含量及其基因表达水平同时降低。

（2）生长抑素（SS）神经元功能随增龄而相对增强，SS 分泌增加是 GH 分泌随增龄下降的重要影响因素。

（3）垂体 GH 分泌型细胞发育障碍，GHRH 受体数目减少几近消失，受体及受体后功能缺陷，垂体对 GHRH 刺激 GH 分泌的反应下降等，使老年期 GH 分子的生物活性也明显降低。

（4）IGF1 是 GH 对肝肾等组织发生作用时产生的肽类介质。IGF1 随增龄而分泌减少与 GH 分泌降低直接相关。研究表明，老年人蛋白质合成减少、体脂比例升高而肌肉骨骼比例下降等均与 IGF1 分泌减少有关。

4. 年龄相关性肾上腺轴变化

动物与人类下丘脑 - 垂体 - 肾上腺轴随增龄变化不甚一致。应激反应在人类受影响因素更多，如健康及疾病状态、大脑皮层功能、精神类型等。老年促肾上腺皮质激素（ACTH）及皮质醇水平轻度增加，但肾上腺对 ACTH 刺激的反应性在部分老年人中有不同程度的降低。部分老年人显示应激恢复期延迟。肾上腺雄激素水平在老年期逐渐减少以致消失。海马区存在大量糖皮质激素受体，是下丘脑 - 垂体 - 肾上腺轴反馈调节的重要部位。老年性痴呆时，海马区常受累，因此下丘脑 - 垂体 - 肾上腺轴可能影响中枢神经系统功能的衰老过程。

5. 松果体与褪黑激素

松果体是参与调节生殖系统、免疫系统特别是生物节律变化的神经内分泌换能器（可将神经冲动转变为激素输出）。松果体细胞分泌多种神经肽及胺类神经递质，其中褪黑激素是体内重要的抗氧化剂，也是调节机体衰老的生物钟。它还具有免疫调节作用。老龄后人类褪黑激素分泌及合成减少，其结合位点密度也随增龄而减小，则其抗氧化作用、内分泌系统调控及免疫调节功能均随之减退。

6. 年龄相关性神经－内分泌－免疫网络变化

（1）促性腺激素释放激素（LHRH）对胸腺细胞的活化、外周淋巴细胞合成免疫反应物质有促进作用。雌激素可通过其位于胸腺、脾等网状内皮系统的受体对免疫系统的变化施以影响。胸腺激素、细胞因子与下丘脑－垂体－性腺轴之间存在刺激分泌－反馈抑制的双向调节作用，衰老使上述调节功能明显下降，胸腺内 HRIH 结合位点随着老龄的到来，数目大为减少。

（2）垂体－甲状腺轴对衰老的免疫功能降低存在影响。甲状腺素可恢复老年大鼠降低了的胸腺素水平。促甲状腺激素（TSH）可增强老年人自然杀伤细胞的免疫反应活性。

（3）下丘脑－垂体－肾上腺轴具有显著的免疫抑制作用。免疫网络与该轴系统存在反馈调节的相互作用。多种细胞因子（如 TNF、IFN 等）可激活该系统，后者反过来又抑制免疫细胞活化及细胞因子的生成。衰老时上述相互调节环路出现障碍，影响机体免疫稳定性，则老年人更易受各种疾病的攻击。

（4）GH 对免疫器官发育、细胞增殖、免疫功能活动等具有多向调节作用，胸腺、脾中的淋巴细胞及外周血中的单核细胞也存在 IGF1 受体，对促进免疫组织增生、细胞生长等起调节作用，这些功能随增龄而逐渐衰退。

（五）神经系统的生理特点

老年人各组织器官随增龄而出现不同程度的老化，尤以神经系统老化具有重要意义。

脑的老化：神经系统老化首先表现为脑的老化，出现脑萎缩，尤其以额叶和顶叶及颞叶较为明显。表现为脑沟、脑裂增宽，脑室扩大；脑血管的老化表现为脑动脉硬化。脑萎缩组织学改变为脑神经细胞数量减少，尤其以大脑皮质和小脑较明显，其次是黑质和蓝斑。有人认为，人类脑神经细胞总数为 140 亿～200 亿个，30 岁以后平均每天损失 10 万个左右，7 岁时减少到出生的 2/3，90 岁时仅剩下出生的 1/20；老年人的神经细胞突起明显减少；神经细胞内脂褐素沉积增加；神经纤维缠结；老年斑形成和老年性脑血管发生改变，除脑动脉硬化外，脑的中、小动脉的中膜和外膜可见淀粉样物质沉积。

脊髓老化：形态学改变以后索较为明显，50 岁以后开始见后索脱髓鞘改变，以后发生率进一步提高；60 岁以后脊髓运动神经元数量进行性减少，淀粉样小体和细胞脂褐素沉积也随年龄增加而增加。

周围神经的老化：表现有髓和无髓神经纤维数量减少，轴索肿胀或萎缩、节段性脱髓鞘，亦可见有神经纤维再生和髓鞘化。上述结果再附加其他因素，常常引起周围神经病变。

骨骼肌老化：表现为选择性丘型肌纤维萎缩，平均肌纤维直径缩小，并可见局灶性肌纤维破坏和吞噬细胞，这种改变伴随有肌纤维之间的结缔组织增生。这种肌纤维破坏、消失及结缔组织增生随年龄增加而增重。

神经系统老化的临床表现：老年人由于明显的神经病理学改变，常出现广泛的神经功能减退。

随着年龄增长，常出现明显的语言障碍及记忆力减退。最初表现为近事记忆障碍，后期则远记忆力也减退，随着年龄增加出现渐进性智能减退与痴呆。健康人在65岁以前有一稳定期，有人认为在80岁以后几乎无例外地表现为智能低下。老年期常有明显的人格和情感改变，其特点是：不安、孤独、猜疑、嫉妒、顽固、保守、不洁以及不活泼等倾向，也可表现出重人情、重情面和兴趣减退等特征，由此造成社会活动范围缩小，性格改变，表现有浮夸、自信。

情感障碍表现为忧郁、呆滞、退缩、易激怒和行为冲动等。

老年运动功能表现为肌肉松弛、肌肉萎缩、动作缓慢、精细动作差；走路时步基加宽，步幅缩短，步态不稳。老年人感觉功能随年龄增加，皮肤感觉迟钝，视觉、听觉、嗅觉、味觉、触觉、痛觉、温觉、压觉、振动觉及位置觉等均随增龄而阈值上升，平衡觉及内脏有迟钝，多有四肢远端麻木感。老年人腱反射普遍减弱，甚至消失，浅反射包括足跖反射及腹壁反射均减弱，而原始反射的发生率增多，如下颌反射、嘴巴反射等。老年人自主神经功能障碍的发生率较高，表现为血压增高、不稳或易发生直立性低血压，多汗或少汗，怕冷或怕热，性功能减弱或尿便控制障碍，也可表现便秘。

二、老年人的心理特征

（一）老年人心理活动特点

老年人不是一下子变老的，而是随着年龄增长而逐步老化的。从中年到老年，人类个体的心理活动并无本质的改变，但随着时间、环境渐变，老年人心理活动的变化在认知、情感、个性等方面体现出来，老年人心理活动表现为以下一些共同的特点：

1.认知

认知心理是指认识和反映客观世界的心理活动，如感知觉、记忆、智力及思维等。下面主要讨论感知觉、记忆、智力和思维的正常老化。

（1）感知觉。感知觉是个体发展最早、衰退最早的心理功能，老化最早的是视听觉，其次为味觉、痛觉等其他感觉。

（2）记忆。记忆是信息的正常接收和储存，是人脑积累经验的功能表现，是个体所经历过的事物在人脑中的再现反映。老年人随着年龄的增长，感觉系统的退行性变化影响着信息的储存，因而记忆力减退。一般来说，成人记忆力50岁开始减退，70岁以后减退更显著，过了80岁记忆减退迅速。因此，阿尔茨海默病在老年人75岁后患病率明显增高。老年人记忆特点表现为以下几方面：①初级记忆尚好，次级记忆衰退明显。初级记忆是指对刚刚感知过的事物还存在于人意识中的记忆过程。初级记忆保持时间较短，一般为数秒钟，不超过1min。次级记忆是把初级记忆储存的信息较长时间保存的过程，可以是几天、数月、几年甚至终生。②再认能力基本正常，再现或回忆明显减退。对看过、听过或学过的事物再次出现在眼前时能辨认即再认。老年人的再认记忆能力基本正常。对刺激物不在眼前，要求将其再现出来时的记忆能力即再现或回忆。老年人再现或回忆能力明显减退。③机械记忆较差，逻辑记忆较好，对与过去、与生活有关的事物或有逻辑联系的逻辑记忆较好，而对生疏的需要机械记忆或死记硬背的记忆较差。研究表明，老年人记忆力减退可能是由于信息编码、储存和提取困难相互作用而造成的。患有神经系统和心血管系统疾病的老年人，记忆力的减退比较明显。另外，对记忆缺乏信心，以及紧张、焦虑、悲伤、抑郁等精神状态都会对记忆效果产生负性影响，相反，有信心、乐观、开朗、沉着冷静可以提高记忆效果。

（3）智力。老年人的智力会随着年老而发生变化，但并非全面减退，这主要从智力发展的新概念——流体智力（Fluidintelligence）和晶体智力（Crystallizedintelligence）来分析。Horn和Cattell将智力归纳成流体智力和晶体智力两类。①流体智力。流体智力是指获得新观念、洞察复杂关系的能力，如直觉整合能力、近事记忆力、思维敏捷度及与注意力和反应速度有关的能力，包括对图形、物体、空间关系的认知和判断等形象思维有关的智力，流体智力与神经系统的生理结构和功能有关。流体智力随年龄的增长而减退，老年期下降更为明显，这与老年人的知觉整合和心理运动技能衰退有关。②晶体智力。晶体智力是与语言、文学、数学、概念、逻辑等抽象思维有关的智力，与大脑的抽象思维和语言功能有关，与后天知识、文化及经验的积累相关联，如词汇、理解力和常识等。研究表明，老年人的晶体智力不但不随年龄的增高而降低，有时反而会增高，这主要与后天学习、经验积累有关。

（4）思维。思维是人通过已有的知识经验对客观现实进行概括的一种反映，是认识事物本质特征及内部规律的理性认知过程，主要包括概括、类比、推理和问题解决方面的能力。老年人的思维随年龄增长出现衰退较晚，特别是对自己熟悉的专业思维能力在老年时仍能保持较久。但老年人由于感知和记忆方面的衰退而在概念学习、逻辑推理和问题解决方面的能力有所减退，尤其是思维的敏捷度、流畅性、灵活性、独特性及创造性比中青年时期要差，可以表现为注意力转移慢、分配困难、想象力受经验约束以致难以活跃。

2. 情感

情感是人们对周围事物、对于自身及对自己活动态度的体验，即对客观事物态度的一种体验。情感与人的需要密切相关，人的需要得到满足，便产生正性情绪，如果需要得不到满足，则易产生负性情绪。年老过程的情感活动是相对稳定的，即使有些变化，也是生活条件、社会地位变化所造成的，并不是老龄本身所决定的。随着社会经济的发展、老年人生活条件的改善，老年人的情感活动与中青年的差别将会越来越小。当老年人的社会生活条件与中青年人相似时，老年人与中青年人的情感活动差异就不明显。除某些疾病的影响外，老年人的情感淡漠不比中青年人明显。研究发现老年人的情感主要有以下几方面的变化：

（1）老年人与中青年人相比，不容易控制自己的情感，尤其是喜悦、愤怒、悲伤和厌恶等情绪。

（2）老年人对害羞的控制、对恐惧的表现与其他年龄的人没有明显差异。

（3）老年人在表达情绪时用词少于中青年人，中青年人主要取决于事情是否符合自己的心意，其次是个人的得失和不愉快的遭遇，而老年人主要是为个人得失而愤怒，其次才是不合心意的事情和不愉快的遭遇；老年人喜静不喜动，害怕孤独或被嫌弃。

（4）老年人的抑郁感多来源于对健康的关注，其中女性的疑病倾向比较明显。

3. 个性

个性是指个体比较稳定的、影响整个行为并使之与他人有所区别的心理特征的总和。个性特点具有整体性、独特性、稳定性、社会性。一般认为个性表现在个体的兴趣、能力、气质和性格，性格是个性的核心内容。

有学者认为，老年人由于在老化过程中欲望和要求日益减少，动机及精神动力日益减退，造成老年人出现退缩、孤独，性格从外向向内向转变，做事动力由主动变为被动。当老年人面临退休、丧偶、生活困难、社交减少、疾病、死亡威胁等诸多生理、心理及社会问题困扰时，老年人表现出不同的性格，这些改变主要表现在以下几方面：

（1）人生观的改变。当老年人已有的人生观与现实环境激烈冲突时，在建立了新的社交网络时，或者在病情危重之后，很多老年人改变了已有的人生观，表现为对成功、名利追求的淡化，因而其支配性、竞争性、攻击性、活动性都有可能减弱，更多关注健康、家庭关系，有的表现为热衷于从事某种宗教活动。

（2）自私的暴露。中年期时个体的自私因各种社会活动受到抑制，但在老年期会特别明显地表现出来；同时老年人满足心理需要的资源日渐减少，因此老年人对可用的资源抓得更紧，这使中青年人认为老年人是自私的。例如，老年人常希望自己的子女能在就近的地方工作，能给予自己更多的照顾。

（3）自尊心的改变。低自尊与高服从是老年人自尊心改变的表现，这与老年人社会经济地位和健康状况逐渐下降有密切关系。

（二）老年人常见的心理状态

1. 遗产心理

在经历了多年的经验积累后，老年人总想着自己在余生应该留下些什么，如儿孙、财富、名誉、地位、身体和器官等。他们会为自己的子孙后代的成长与自己的期望相符而感到欣慰；他们会为晚辈聆听自己的成功经验而感到快乐；他们会为自己留下的财富能为社会做贡献而感到满足；他们会为自己的组织或器官能在他人身上移植成功、自己的生命能在他人身上延续而感到自己仍然有所作为。

2. 年长者心理

年长者心理是指老年人倾向于以教育者姿态与年轻人共享积累起来的知识和经历，同时也与老年人的记忆力下降、遇事好唠叨有关。老年人经历过比较多的成功与失败，为了避免年轻人再遇到类似的挫折，老年人习惯向年轻人灌输经验和教训。老年人参与各种义务或非义务的咨询、教育等工作正是这种心理的一种比较正式的满足形式。当老年人的某种知识或行为被认为有意义和有价值，能被年轻人或社会所接受和利用时，可以增加他们的自尊心；而当环境不容许或年轻人不理解时，老年人的这种心理被描述为爱教训人、唠叨等。

3. 恋旧心理

老年人恋旧心理表现有以下两方面：一方面，老年人对自己长期使用的物品（家具、衣服、过去的相册和信件等）有一种特别的依恋之情。老年人对这些物品的拥有，可以勾起老年人对往事的回忆，会使老年人的生活有一种连续感、安全感，从而使老年人的生活更加丰富多彩。老年人一直想把这些物品留在身边，即使有新的更好的物品替代，老年人仍然想拥有。另一方面，老年人对物品位置摆放要求固定。老年人习惯于家具物品固定于某位置，长时间使用形成思维方向定式。按老年人的意愿摆放熟悉的物品，会使他们在心理上产生亲近感，使用时更加得心应手。

4. 孤独寂寞感

孤独寂寞是老年期最常见的心理特征。有些老年人由于神经抑制高于兴奋，喜欢在安静的环境中生活。但是当他们离开工作岗位时，往往会觉得有失落感，子女成家立业，各奔东西，加之亲朋亡故，更加孤独寂寞，忧心忡忡。特别是生病住进医院，陌生的医院环境和病人，使老年人自然会产生孤独、寂寞、空虚和被遗弃的感觉。若子孙不孝，家庭不和睦，生病后住院花钱多，惧怕疼痛，怕失去生活能力，尤其是一些诊断不明确、治疗效果不显著的疾病，更易使他们产生孤独感。

5. 竞争意识退化

老年人都有自己不同的生活经历，有过成功或失败的经验。一方面，随着年龄的增长、身体功能退化、社会地位的淡化，老年人往往不想再参与竞争性活动，认为竞争是年轻人的经历。另一方面，老年人竞争意识退化与其自卑心理有关。这些自卑心理促使老年人放弃努力或竞争。

6. 老年超越

老年超越是指老年人对人生有所顿悟后的一种超脱心态，类似于禅的领悟。老年人回顾自己的一生，总结经验教训，重新发现生命的意义，对整个生命周期有一种完整的体验。有些老年人会因自己成功地走过了一生而感到一种成功的超越，大多数人在经历比较重大的事件，如重病、大手术之后产生这样的心态。他们可有以下几方面的表现：①不去做有违现实可能性的事情，不强求、不争斗，觉得过去的这类事情幼稚可笑。②觉得生活有意义，生命值得珍惜。③能平静地面对疾病和日益接近的死亡。

7. 面对死亡

老年人在步入老年之初或在这前后的某个时期，会因觉察到自己的生命已经非常短暂而对时间的流逝感到害怕、恐惧，经过一段时间后，这种害怕感会逐渐消失，代之以一种对时间较为适当的评价，年龄较大的人可以平静地说："我剩下的时间不多了。"年龄更大的人反而较少这样说，他们忽略事物的时间维度，以直觉的方式"此时此刻"感知时间。感知死亡对中青年人来讲无疑是震撼性的，但对老年人未必如此。人们通常以为老年人较接近死亡，所以更加害怕死亡，然而研究证明情况正好相反。虽然老年人较多地想到死亡，但比年轻人更不害怕死亡，面对死亡较为平静。多数患有慢性疾病的老年人对疾病本身不再考虑很多，对于是否可以医好以及将在什么时候死去等问题采取顺其自然的态度，部分老年人常常考虑"如何死"的问题，在这一群体中自杀死亡率特别高。

第二节 老年疾病的表现特征

老年人患病不仅比年轻人多，而且存在一定的特点，主要是因为人进入老年期后，人体组织结构进一步老化，各器官功能逐步减退，身体抵抗力逐步衰弱，活动能力降低及协同功能丧失。

一、疾病类型

老年人易患的疾病叫作"老年病"，通常包括以下 3 个方面：

（1）老年人特有的疾病。这类疾病只有老年人才得，并带有老年人的特征。它在老年人变老过程中，随机体功能衰退而发生，如老年性痴呆、老年性精神病、老年性耳聋、脑动脉硬化以及由此引致的脑卒中等。这类与衰老退化变性有关的疾病随着年龄的增加而增多。

（2）老年人常见的疾病。这类疾病既可在中老年期（老年前期）发生，也可在老年期发生，但以老年期更为常见或变得更为严重。它与老年人的病理性老化，机体免疫功能下降，长期劳损或青中年期患病使体质下降有关。如原发性高血压、冠心病、糖尿病、恶性肿瘤、痛风、震颤、麻痹、老年性变性骨关节病、老年性慢性支气管炎、肺气肿、肺源性心脏病、老年性白内障、老年骨质疏松症、老年性皮肤瘙痒症、老年肺炎、高脂血症、颈椎病、前列腺肥大等。

（3）青、中、老年皆可发生的疾病。这类疾病在各年龄层都有发生，但在老年期发病则有其特点，由于老年人机体功能衰退，同样的病变在老年人则有其特殊性。例如，各个年龄的人都可能发生肺炎，在老年人则具有症状不典型、病情较严重的特点。又如，青、中、老年皆可发生消化性溃疡，但老年人易发生并发症或发生癌变。

二、病因病理

老年病的防治是老年保健的重要措施之一。由于老年人各种细胞器官组织的结构与功能随着年龄的增长逐年老化，因而适应力减退、抵抗力下降、发病率增加。我国老年人易患的疾病依次为肿瘤、原发性高血压、冠心病、慢性支气管炎、肺炎、前列腺肥大、骨折与糖尿病等。而病死率依次为肺炎、脑出血、肺癌、胃癌、急性心肌梗死等。

老年人是青壮年人的延续，有些老年病是在青壮年时得的，而到老年期表现更为明显。因此，老年病不是老年人所特有的疾病，但又与青壮年时期所患疾病有不同的特点，概括如下：

（1）老年病的病因往往不十分明确。

（2）病程长，恢复慢，有时突然恶化。

（3）没有明显的症状与体征，临床表现初期不易察觉，症状出现后又呈多样化。

（4）同一种疾病在不同的老年人身上差异很大。

（5）一个老年病患者往往同时患几种疾病。

（6）目前在治疗控制病情方面，还缺乏特效方法。

三、临床症状

（1）仅发生在老年期，由于机体老化而导致的疾病，如老年性白内障、前列腺增生症、老年痴呆等。

（2）多发生于老年期，发生与机体老化后抗病能力下降有关的疾病，如冠心病、慢性支气管炎、高脂血症、恶性肿瘤、脑卒中、脑萎缩症等。

（3）老年与青中年期同样容易发生，但具有不同于青中年期发病特点的疾病（其中某些疾病是青中年时期疾病的延续），如老年性肺炎、消化性溃疡、慢性胃炎、慢性肾炎、糖尿病、类风湿关节炎、肺气肿、颈椎病等。

第三节　老年护理的目标和原则

一、老年护理的目标

（一）老年护理的概念

老年护理（Agedcare）是以老年人群及其主要照顾者为服务对象提供护理服务的过程，指导老年护理实践的主要方法是护理程序。发展和完善我国的老年护理体系，提高老年人的护理质量和生活质量，是老年护理的首要任务。为老年人提供个体化、专业化、普及化和优质化的护理服务是老年护理的主要工作。

（二）老年护理学的概念

老年护理学（Gerontologicalnursing）是研究、诊断和处理老年人对自身存在和潜在的健康问题的反应的学科，源于老年医学，是护理学的一门重要学科，涉及生物学、心理学、社会学、健康政策等学科理论，是一门跨学科、多领域，同时又具有其独特性的综合性学科。老年护理学是一门应用性和实践性都很强的学科。

老年护理学的重点在于以老年人为主体，研究自然、社会、文化教育、生理和心理因素对老年人健康的影响，探讨用护理手段或措施解决老年人的健康问题。

（三）老年护理的目标

传统老年护理的目标是疾病的转归和寿命的延长，而现代老年护理的目标是：

1.强化自我照顾能力

老年人由于年老体衰或患有慢性病时，常以被动的形式生活，在依赖、无价值、丧失权利的感受中，自我照顾意识淡化，久而久之将会丧失生活自理能力。适时给老年患者及其照顾者以护理知识技能的指导，使老年人出院回归社会后仍能获得延续的自我护理及家人的护理。因此，老年护理应重视强化个体自我照顾能力，在尽可能保持个人独立及自尊的情况下提供协助，适时给予全补偿或部分补偿的护理服务。

2. 提高生活质量

目前许多发达国家已经把"提高老年人的生活质量"作为老年护理的最终和最高目标，同时也是作为老年护理活动效果评价的一个有效的判断标准。因此，老年护理的工作主要是促进老年人在生理、心理和社会适应方面的完美状态，在健康基础上长寿，做到年高不老、寿高不衰，提高生命质量，体现生命的意义和价值。

3. 延缓衰退及恶化

开展健康教育，改变不良的生活方式，避免和减少健康危险因素的危害；通过三级预防，做到早发现、早诊断、早治疗；对疾病进行早期干预，积极康复，防止病情恶化，注重预防并发症的发生，减少残障。

4. 做好临终关怀

对待临终老人及其家属，护理人员应从生理、心理和社会全方位为他们提供服务。维护临终老人的尊严，安抚亲友，正确面对死亡，并减轻由于死亡所带来的痛苦和压力，使老人安详辞世。

二、老年护理的原则

为了实现老年护理的目标，在护理实践中应遵循相关的护理原则。

1. 满足需求

人的需要满足程度与健康状况相关，所以应满足老年人的多种需求。护士应增强对老化过程的认识，将正常与病理的老化（衰老）过程和老年人独特的心理社会特性与一般的护理知识相结合，使护理工作能够提供满足老年人的各种需求和照顾的项目，真正有助于老年人的健康发展。

2. 整体护理

由于老年人与其他人群在生理、心理、社会适应能力等方面的差别，护理工作必须树立整体护理的理念。尤其是老年患者往往有多种疾病共存，临床表现常不典型。因此，护士必须了解多种因素对老年人健康的影响，提供多层次、全方位的护理。

3. 个体化护理

衰老是个复杂的退化过程，老化程度因人而异，特别是出现病理性改变后，老年个体状况差异很大。因此既要遵循护理的一般性原则，又要注意因人施护，执行个体化护理的原则，做到针对性和实效性护理。

4. 持之以恒

老年人需要连续性照顾，如医院外的预防性照顾、精神护理、家庭护理等。因此，开展长期护理是必要的。对各个年龄段的健康老年人、患病老年人均应做好细致、耐心、持之以恒的护理，减轻老年人因疾病或残疾所遭受的痛苦，缩短临终依赖期，对生命的最后阶段提供系统的护理和社会支持。

第四节　老年护理人员的道德和素质要求

一、老年护理的道德准则

老年人生理、心理、社会功能逐渐退化，在日常生活照料、精神安慰和医疗健康等方面的服务需求迫切。因而，老年护理是一种更具社会意义和人道主义精神的工作，这对老年护理人员的职业道德修养提出了更高的要求。

（一）尊老敬老、爱心耐心

敬老、爱老、养老是中华民族的传统美德。老年人一生辛苦、操劳，对社会和家庭均做出很大的贡献，应该受到社会的尊重和敬爱。护理人员对老年人应做到尊重、尊敬，热忱相助老年人，维护老年人尊严和权益，具备细心、耐心，树立为每一位老年人健康负责的思想。

（二）爱岗敬业、乐于奉献

良好的职业素质是服务老年人的必需修养。目前我国社区、养老机构老人护理物质回报相对比较贫乏，因此，老年护理人员必须懂得爱老的责任，学会爱的奉献，才能做好老年护理工作。

（三）精益求精、优质服务

精益求精是对护理人员专业素质的要求，是做好老年护理的保障。老年人具有生理、社会、物质、精神等多样性需求，如日常生活照顾、精神慰藉、心理支持、康复护理、临终关怀、紧急救助等方面的需求。因此，要求护理人员具有良好专科护理知识与操作技能，要刻苦钻研业务，不断提高自己的业务素质；不断提高敏锐的观察力、良好的沟通能力，给予老年人优质个体化照顾和良好的健康服务。

二、老年护理的素质要求

老年人是身心健康最脆弱的群体，老年人具有特殊的生理心理特点，一旦患上急性病，恢复期较长且病情复杂；慢性病是老年人群的主要问题，不但使老年人行动受限，也是死亡的主要原因。老年人常多病共存，临床表现复杂且不典型，容易发生并发症或多脏器衰竭，药物治疗容易出现不良反应。不仅疾病严重威胁老年人的健康，心理社会因素也严重影响老年人的健康，故而老年人的健康问题严峻而值得关注。因此，对从事老年护理工作的人员也提出了更高的要求。老年人对健康的需求随着社会的发展而不断增加，老年人不仅希望活得长，更希望活得好，活得有质量。为了满足老年人身心、社会各方面的需求，要求老年护理人员具有较高的素质。

（一）职业素质

1. 高度的责任心、爱心、细心、耐心与奉献精神

老年人应受到全社会成员的尊重和爱戴。但由于生理功能的衰退，老年人变得动作迟缓、表述不清、反应迟钝，又因患病增加了对医护人员的依赖性，而有的老年人多年形成的性格特点难以改变，显得固执，难以劝服，故要求护理人员要有高尚的品格，勇于奉献，尊重老年人的人格，工作中要全身心地为老年人提供个性化的最佳护理服务，使老年人感到安全、舒适。

2. 良好的职业道德

对老年患者要严肃认真，一丝不苟，严格履行岗位职责，无论患者处于昏迷还是清醒状态，是否患有老年痴呆症或精神疾患均应自觉地对老年人的健康负责。

3. 良好的沟通技巧和团队合作精神

老年人的身心特点使老年护理的开展需要多学科的合作，需要老年人及其照顾者的配合。因此，护理人员必须具备良好的沟通技巧和团队合作精神，促进专业人员、老年人及其照顾者之间的沟通与交流，及时发现并解决问题，促进老年人的康复。

（二）业务素质

老年人身心脆弱，身患多种疾病，往往存在多器官功能受损，如果老年护理人员业务知识缺乏或单一，业务素质不过硬，是无法满足老年人日益增强的健康需求的。为了实现健康老龄化和积极老龄化的目标，要求护理人员不断地更新老年护理知识结构，钻研业务，不断提高自己业务素质。

（三）能力素质

老年人的健康状况复杂多变，要求护理人员必须具备敏锐的观察能力、准确的判断能力、解决问题的能力、预见能力、激发老年人自我护理的能力等。通过这些能力的培养能及时发现老年人的健康问题与各种细微的变化，对老年人的健康状况做出准确的判断并能在问题发生之前找出潜在因素，提前采取措施，避免或减少问题的

发生。

第五节　老年护理中的有效沟通技巧

一、沟通技巧

（一）耐心倾听，用语柔和

在与老年患者交流过程中，要启发病人主动谈话，护士要对老年患者有同情心，是患者是否愿意和护士谈话的关键。老年患者喜欢发问，表达重复，护理人员要耐心地倾听老年患者的祈求，并用柔和语言，耐心解答和交流，要让老年患者对护理人员有信任感和亲切感。

（二）使用开放式谈话，善于利用反馈信息

与老年患者沟通时，要用开放式的谈话方式让沟通继续下去，而不能使用封闭式语言，如患者说："我头痛。"护士回答说："吃片去痛片吧。"这是一种封闭式谈话方式，沟通就会结束。当患者说头痛后，护士说怎么痛法、什么时候开始的，这样沟通就可以继续下去，患者也就能充分反映病情，同时也对护士更加信任了。

（三）适当称呼，拉近距离

对老年患者给予适当的称呼是沟通的润滑剂和开场白，针对老年患者的不同身份，使用礼貌的语言称呼老年患者，如可以用"某某老师""某某大爷""某某奶奶"，甚至可以称呼老年患者曾长期担任的职务加以称呼，其实人的称呼只是一个代号，只要老年患者喜欢听、乐意听、高兴听，这个称呼也就无所谓了。同时这些称呼既符合老年患者的身份和习惯称呼，又满足了老年患者希望受人尊重的心理需求，可以达到拉近护患之间距离的目的。

（四）疏解压力，增强信心

护理人员要善于使用美好的、安慰性、鼓励性、劝说性的语言，疏解老年患者的心理压力，对老年患者的疾病，要科学地向老年患者适当讲解疾病的发生、发展及预后，希望老年患者积极配合治疗，正确对待疾病，从而增强老年患者战胜和减轻疾病的信心。通过护患沟通，病人的心理得到疏导，缓解了郁闷情绪。

（五）人文关怀，行重于言

语言的沟通固然重要，但护理人员的行动更为重要，为老年患者提供全方位的服务，体现人文关怀，老年患者看在眼里、记在心上。哪怕为病人盖一下被子，输液之前搓一下冰凉的手，让患者感到护理人员的关心、关怀和关爱，是最好最直接的沟通方式。

二、护患沟通中需要注意的问题

（一）提高护理人员的基本素质是沟通的基础

沟通是人与人之间交流意见、观点、情感的过程，是心理护理的重要手段。有些护士对沟通的内容不太清楚。护理人员为患者提供服务，沟通是第一步，与患者沟通，首先要不断提高护理人员的基本素质，一个护士具有健康的心理，乐观开朗、稳定的情绪，较强的自控能力，宽容豁达的胸怀，才能拥有对病人真诚相助的态度，这是护患有效沟通的基础。

（二）护患沟通的技巧需要在工作中不断提高

一个从学校毕业的护理人员，面对各种类型的患者，特别是老年患者，如何与之沟通和交流，一方面，通过办小的沟通培训班来强化护理人员的知识及沟通技巧，鼓励护理人员参加各种形式的义务教育学习班，不断提高学识水平；或聘请有经验的护理人员现场讲课、言传身教等。另一方面，更需要护理人员不断实践和总结，不断提高自身的观察能力和语言表达能力。

（三）护患沟通的技巧需要因人而异

任何技巧都不是一成不变和万能的，需要护理人员针对不同的患者和患者疾病发展的不同阶段，适当地运用沟通技巧，以达到事半功倍的效果，而不是机械地、千篇一律地照搬沟通技巧，使患者感到客套过度，虚伪缺乏真诚，反而不利于护患沟通。

护患沟通是建立和谐医患关系的重要一环，也是护理的基础性工作。护患沟通过程中，特别是与老年患者进行沟通时需要有一些技巧，任何技巧都是手段，必须建立在护理人员真诚的基础上，只有以诚相待，才能获得老年患者的信任与合作，从而达到更好地为患者服务的目的。

护患沟通不仅是护士与病人或家属之间的信息交流的过程，也是与之发生相互联系的主要形式。随着人类对疾病的认识，以及有关病人心理过程对疾病的影响因素的广泛研究，心理治疗、护理逐渐成为身体康复的一种手段。依据目前对护士沟通现状的调查结果及研究现状，认为促进及培养医务人员的沟通技巧非常重要，良好的沟通可提高护理质量，增进护理人员对病人的了解，降低护理差错事故的发生，降低病人的投诉率，同时，护士也可以沟通的方式去识别和满足病人的需要，促进病人康复。

第六节　老年护理中的健康教育技巧

一、老年患者健康教育的难点

（一）对健康教育知识缺乏求知欲

许多老年患者缺乏对疾病相关知识的了解，经济条件相对较差，对医疗护理保健知识的求知欲望不迫切、自我保健意识淡薄，长期的不良习惯，如吸烟、嗜酒、偏食、个人卫生差等影响了身体健康。加之经济条件有限，多数患者的需求仅仅限于求医治病，减少痛苦，而对健康教育的期望值低，对健康教育表现出漠不关心，要他们记忆与自身疾病相关的知识觉得是一种负担，使健康教育难以收到良好的效果。

（二）记忆力差

老年患者由于生理功能的退行性变化，记忆力、听力、视力均有不同程度的自然减退，这种不可逆转的功能衰退，导致老年患者对健康教育知识记忆困难，遗忘快，不易掌握用药方法或操作技巧，增加了健康教育的难度。

（三）理解和接受能力差

由于老年患者的文化程度低，对知识的理解及接受能力差，由于医疗保健知识抽象乏味，加之受传统观念的影响，对护理人员的信任较低，因此，对护理人员所做的健康教育持怀疑态度，甚至产生抵触情绪。

（四）缺乏有效的经济支持

相当一部分患者来自农村，没有固定的经济来源，经济相对拮据，他们最常提到的问题是：我已经住了好多天的院，花了那么多的钱，为什么还没有治好我的病？患者对医疗费用的关注大大胜过对健康知识的渴求程度，他们希望尽可能少花钱得到最好的护理效果。他们甚至错误地认为健康教育扩大了服务范围，增加了他们的医疗收费项目。

二、老年护理中的健康教育技巧

（一）良好的护患沟通是健康教育取得成效的保证

科学的健康教育从确定目标到拟订、实施健康教育计划以及效果评价等，这些均需患者参与，其过程的顺利有效进行，必须有良好的护患沟通做基础。护士首先从熟练、迅速、准确无误的护理操作中赢得患者的信赖，然后选择时机与其交谈，了解患者的健康状况，让患者感觉到你是在关心他、帮助他，这就要求护士在进行健康教育过程中，态度要和蔼可亲，尊重老人，通过与患者的交流、沟通及时了解患者的心理反应，适时予以心理疏导，满足老年患者的心理需求，从而得到患者的信任，建立良好的护患关系，保证健康教育的顺利进行。

（二）建立良好的护患关系

护患关系是特定条件下护理人员通过医疗护理等活动与患者建立起一定联系的特殊人际关系。对待患者要像对待自己的长辈一样，以热情诚挚的态度，主动自我介绍，努力为患者创造一个宽松、和谐、融洽的治疗护理氛围，使患者乐于与护士交流和接受护士传递的信息，为进一步进行有效的健康教育和干预创造良好的条件。

（三）设身处地为患者着想

根据病情，结合患者的经济承受能力，提供优质价廉的服务，做到合理检查、治疗、用药及护理，不增加患者不必要的负担，并且力争家属的理解和支持，使患者住院费用得到最有效利用。减轻患者心理负担，积极配合知识获得对疾病的早日康复有积极作用，从而缩短患者的住院时间，在促进疾病尽快恢复的同时，节省住院费用。

（四）加强护理人员的业务学习，提高自身素质

护理人员要加强自身业务素质的修养，业务理论要不断更新、拓宽和加深，同时应学习一些人文科学知识，具备良好的社会交际能力，这样才能更好地与患者进行沟通，才能向患者传播医学保健知识，使健康教育在疾病康复上真正发挥作用。

（五）明确对患者健康教育的目的

让患者达到知、信、行，使他们掌握疾病规律，有利于配合治疗，避免或减少诱发因素，防止疾病复发或引起并发症。所谓知，是让患者知道所患疾病的一些知识、检查治疗的目的及护理要点；信，护士用丰富的知识帮助和指导患者，让患者感到护士可信；行，利用护士的影响力指导患者，让患者将护士宣教的知识付诸行动。

（六）针对老年患者不同的文化层次进行个性化的健康教育

老年患者文化层次的不同，对健康教育接受能力有较大差异。对文化层次高的老年患者，因其求知欲强、接受新知识快，可适当根据其需求增加健康教育内容，让患者阅读与疾病有关的小册子、发放健康教育处方等文字材料做补充，并从生理、心理、社会等身心健康问题的发生原因、影响因素、预防并发症以及自我保健等进行双向宣教。对文化层次低的患者进行健康教育时要求家属一起参加，以更好地帮助其理解宣教内容，语言要通俗易懂，内容要少而精，可采用示范性操作，重点内容反复讲解并让其复述，以便加深记忆。

（七）将健康教育内容贯穿于护理工作中

采取边护理边教育的方法，利用一切在患者床边进行护理活动的机会，如每天晨间护理时可为卧床患者讲解预防褥疮的重要性，教会他们掌握协助翻身的技巧，为患者输液时，可向其讲解用药的目的、注意事项、可能出现的反应，进行护理查房时，讲解有关疾病的知识，帮助患者自我护理以及疾病发作时进行紧急自救的现场演示，等等。

（八）教育内容要重点突出，采用阶段性教育

由于老年人的记忆力、理解能力的降低，对其传授所有的内容是不可能的，且患者也难以接受，因此，护士可将有关健康教育内容采用阶段性教育。首先根据具体病情，突出重点，选择实用的内容，做阶段性传授。患者从入院到出院，经历不同的阶段，护士要抓住时机，针对性地开展健康教育。如外科的老年患者可通过入院指导、术前指导、术中配合、术后指导、出院康复指导等各阶段进行有针对性的健康教育。

（九）灵活地掌握宣教时间

新患者最关心的是床位位置、病房环境等，而危重患者最迫切想知道的是自己的病情是否有危险，这些内容应及时介绍，至于规章制度等内容的介绍可在患者相对稳定以后再进行，在24h内完成即可。出院指导应在出院前即完成，不要等到办理出院手续时才匆忙地向患者进行宣教，老年患者不容易记住，达不到预期效果。

健康教育是医护人员有计划、有目的地向人们介绍健康知识、进行健康指导，使其理解健康的意义，增强自我保健与自我护理能力，是护理工作的一项重要内容。我们不仅要为患者的疾病提供治疗及护理，还要为患者的健康提供服务与措施，教给患者相应的健康知识，使他们不至于在患病时不知所措，以减轻心理负担，调动主观能动性，配合治疗与护理。老年病人往往记忆力减退，适应能力、理解能力较差，我们

在做老年病人健康教育工作时，要因人而异，采用不同形式、反复多次强调，不厌其烦，设法消除其失落、孤独感，注重实效，提高其对疾病恢复的信心，对老年病人的疾病康复起到了积极的促进作用。因此，我们认为，老年病人的健康教育不同于一般病人，有其自身的特点，因此反复、细致的健康教育对老年人来说尤为重要。我们在健康教育过程中一定要因人而异，不断探索新的方法，使老年病人的健康教育工作取得更大成功。

第五章　常见老年慢性疾病的护理

第一节　脑卒中

康复措施

偏瘫的康复过程一般须经历5期：早期、软瘫期、痉挛期、相对恢复期和后遗症期。

（一）早期的康复

脑卒中的早期是指发病的头几天，康复护理措施应早期介入，但以不影响临床抢救、不造成病情恶化为前提。目的是预防并发症和继发性损害，同时为下一步功能训练做准备。

1. 良姿位

床上良姿位是早期治疗中极其重要的方面，良姿位能预防和减轻上肢屈肌、下肢伸肌的典型痉挛模式的出现和发生，这种痉挛模式会妨碍患者日后上肢的日常生活活动及步行时屈膝，易形成画圈步态。一般每1～2h更换一次体位，以预防褥疮、肺部感染及痉挛模式的发生。

（1）健侧卧位：健侧在下，患侧在上，患者头部垫枕，胸前放一枕头，患侧上肢向前伸出，肩关节屈曲90°，患侧肘关节伸展，腕、指关节伸展放在枕上。患侧下肢髋、膝关节自然屈曲向前，放在身体前面另一枕上。健侧肢体自然放置，后背置一枕头以支撑。

（2）患侧卧位：患侧在下，健侧在上，躯干稍向后旋转，后背用枕头支撑。患臂前伸，肩关节屈曲，肘、腕关节伸展，手指张开，掌心向上。患腿髋关节略后伸，膝关节轻度屈曲。健侧上肢放在身上或后边的枕头上，避免放在身前。健腿屈髋、屈膝向前，腿下放一枕头支撑。患侧卧位可增加对患侧的知觉刺激输入，并使整个患侧被拉长，从而减少痉挛。

（3）仰卧位：患者头部垫枕，面部朝向患侧。患侧肩胛下放一枕头，使肩上抬前挺，上臂外旋稍外展，肘与腕均伸直，掌心向上，手指伸直并分开，整个上肢放在枕头上。患侧臀部、大腿下面放一枕头，其长度要足以支撑整个大腿外侧以防下肢外旋。膝关节稍垫起使之微屈并向内，足底不放任何东西，以防止增加不必要的伸肌模式的反射活动。

2. 被动运动

如病情较稳定，在病后第 3～4d 起患肢所有的关节（包括健侧肢体）都应做全范围的关节被动运动，每日 2～3 次，直到主动运动恢复，以防关节挛缩、肌肉萎缩。活动顺序由大关节到小关节，循序渐进，缓慢进行，切忌粗暴，患者意识清醒后应尽早开始做助力运动。

3. 按摩

对患肢进行按摩可促进血液、淋巴回流，防止和减轻水肿，同时又是一种运动感觉刺激，有利于运动功能恢复。按摩要轻柔、缓慢，有节律地进行，不使用强刺激性手法。对肌张力高的肌群用安抚性质的推摩；对肌张力低的肌群则予以摩擦和揉捏。

（二）软瘫期的康复

软瘫期亦称床上训练期，是指发病后的 2～3 周内，相当于 Brunnstrom 的 Ⅰ 期和 Ⅱ 期。通常在患者生命体征平稳后即可进行床上的主动康复运动训练。

1. 翻身训练

尽早使患者学会向两侧翻身，以避免长期固定于一种姿势而出现压力性损伤及肺部感染等并发症。

（1）向健侧翻身：患者仰卧位双手交叉，患手拇指置于健手拇指之上（Bobath 式握手），或健手握住患手手腕，屈膝，健腿插入患腿下方。交叉的双手伸直举向上方，做左右侧方摆动，借助摆动的惯性，让双上肢和躯干一起翻向健侧。康复护理人员可协助其转动骨盆或肩胛。

（2）向患侧翻身：患者仰卧位双手 Bobath 式握手，向上伸展上肢（或健侧上肢放腹部），健侧下肢屈曲，双上肢左右侧方摆动，当摆向患侧时，顺势将身体翻向患侧。

2. 桥式运动

在床上进行翻身训练的同时，必须加强患侧伸髋屈膝肌的练习。这对避免患者今后行走时出现偏瘫步态十分重要。

（1）双侧桥式运动：患者仰卧，帮助患者将双膝屈曲，双足靠拢平踏床面，让患者伸髋将臀抬离床面。如患髋外旋外展不能支持，则帮助将患膝稳定住。

（2）单侧桥式运动：当患者能完成双桥动作后，可让患者伸展健腿，患腿完成屈膝、伸髋、抬臀的动作。

（3）动态桥式运动：为了获得下肢内收和外展的控制能力，患者仰卧屈膝，双足踏住床面，双膝平行并拢，健腿保持不动，患腿做交替的幅度较小的内收和外展动作，并学会控制动作的幅度和速度。然后患腿保持中立位，健腿做内收、外展练习。还可以把健腿放在患腿上，完成抬臀动作，此为"负重桥式"。

3. 坐位及坐位平衡训练

完成桥式运动后患者可由平卧位经患侧向坐位转移。尽早让患者坐起，能防止肺部感染、静脉血栓形成、褥疮等并发症，减少不良情绪。

（1）坐位耐力训练：部分长期卧床的患者，为避免突然坐起引起体位性低血压，首先应进行坐位耐力训练。先从半坐位（约30°）开始，如患者能坚持30min并且无明显体位性低血压，则可逐渐增大角度（45°、60°、90°）、延长时间和增加次数，如患者能取90°坐位30min，则可进行从床边坐起训练。

（2）从床边坐起：患者先侧移至床边，将健腿插入患腿下，用健腿将患腿移于床边外，患膝自然屈曲。然后头向上抬，躯干向患侧旋转，健手横过身体，在患侧用手推床，把自己推至坐位，同时摆动健腿下床。必要时康复人员可以手拉患者健手，另一手握住并移动下肢下床。注意千万不能拉患肩。

（3）坐位平衡训练：患者患肢的髋关节和躯干肌还没有足够的平衡能力，因此坐起后常不能保持良好的稳定状态。帮助患者坐稳的关键是坐位平衡训练。静态平衡（一级平衡）训练包括左右平衡训练和前后平衡训练。

①左右平衡训练：让患者坐位，康复人员坐于其患侧，一手放在患者腋下，另一手放在其健侧腰部，嘱患者头部保持正直，将重心移向患侧，再逐渐将重心移向健侧，来回进行。②前后平衡训练：患者在康复人员的协助下身体向前或向后倾斜，然后慢慢恢复中立位，反复训练。静态平衡（一级平衡）完成后，进行自动动态平衡（二级平衡）训练，即要求患者的躯干能做前、后、左、右、上、下各方向不同角度的摆动运动。最后可进行他动动态平衡（三级平衡）训练，即在他人一定的外力推动下仍能保持平衡。

4. 肩关节和肩胛带的活动

可帮助上肢运动功能的恢复，也可预防肩痛和肩关节挛缩。患者仰卧，以 Bobath 式握手，用健手带动患手上举，伸直患臂。坐位患者以 Bobath 式握手上举上肢，高举过头，然后将手放在头顶、头后方，再返回。

5. 下肢控制能力训练

患者卧床期间进行下肢训练，可以改善下肢控制能力，为行走训练做准备。

（1）髋、膝屈曲练习：仰卧位，上肢置于体侧，康复人员用手握住患者的患足，使之背屈旋外，腿屈曲，并保持髋关节不外展外旋，待此动作阻力消失后再指导患者缓慢地伸展下肢。以后可将患肢摆放屈髋屈膝、足支撑在床上体位，并让患者保持这一体位，随着控制能力的改善，指导患者将下肢伸展。

（2）踝背屈练习：康复人员握住患者的踝部，自足跟向后向下加压，另一只手抬起脚趾使之背屈且保持足外翻位。当被动踝背屈抵抗逐渐消失后，要求患者主动保持该姿势，随后指导患者进行主动踝背屈练习。

（三）痉挛期的康复

痉挛的出现是疾病发展的规律，一般持续 3 个月左右，相当于 Brunnstrom Ⅲ 期，可随意引起共同运动。此期的护理目标是控制痉挛和异常运动模式，促进分离运动的出现。

1. 抗痉挛训练

大部分患者患侧上肢以屈肌痉挛占优势，下肢以伸肌痉挛占优势。表现为肩胛骨后缩，肩带下垂，肩内收、内旋，肘屈曲，前臂旋前，腕屈曲伴一定的尺侧偏，手指屈曲内收；骨盆旋后并上提，髋伸、外旋，膝伸，足趾屈内翻，因此在进行训练时要特别注意：打破左右侧和上下肢之间的联合反应，即下肢用力时患侧上肢应伸展，上肢用力时下肢应屈曲，指导卧床患者采用 Bobath 式握手（两手交叉紧握，患侧拇指在上）。上举上肢，使患侧肩胛骨向前，患肘伸直；坐位时指导患者将患肘伸直，手指伸展分开，撑于椅面上，然后将身体重心缓慢移至患侧或双手向后撑于桌面上；仰卧位时双腿屈曲，Bobath 式握手抱住双膝，将头抬起轻轻前后摆动使下肢更加屈曲，或双手向前触地，或双手推球练习。站立时，肘关节伸直，身体重心向前，下肢屈曲。此外，还可以进行桥式运动，也有利于下肢伸肌痉挛的减弱。

2. 坐站转换及站立平衡训练

康复人员指导患者双手交叉，套在其颈后，双膝顶住患者的患膝，让患者屈髋、身体前倾，重心移至双腿，然后伸膝、伸髋、挺胸直立。患者负重能力加强后，可让患者双手交叉、屈髋、身体前倾，然后自行站立。完成坐站转换后，可对患者依次进行扶站、平行杠间站立、徒手站立及站立三级平衡训练。

3. 步行训练

患者患腿向前迈步时，要求其躯干伸直，用健手扶栏杆，重心移至健腿，膝关节轻度屈曲。康复人员扶住其骨盆，帮助患侧骨盆向前下方运动，防止患腿迈步时外旋；当健腿向前迈步时，患者躯干伸直，健手扶栏杆，重心前移，康复人员站在患者侧后方，一手放置于患腿膝部，防止患者迈步时膝关节突然屈曲及发生膝反张，另一手放置于患侧骨盆部，以防其后缩。健腿开始只迈至与患腿平齐位，随着患腿负重能力的提高，健腿可适当超过患足。

4. 上下楼梯训练

原则为健足先上、患足先下。在进行训练前应给予充分的说明和示范，以消除患者的恐惧感。首先指导患者利用手杖帮助练习，上楼时，手杖和健足先放在上级台阶，伸直健腿，把患腿提到同一台阶；下楼时，手杖与患足先下到下一级台阶，然后健足迈下到同一级台阶。步态逐渐稳定后，指导患者用双手扶楼梯栏杆独自上下楼梯，患者将患手搭在楼梯扶手上，用健手按住，按健足先上、患足先下的原则，慢慢地一步一移上下楼梯。

5.上肢控制能力训练

上肢控制能力训练包括臂、肘、腕、手的训练。

（1）肘的控制训练：重点在于伸展动作上。患者仰卧或坐位，患侧上肢上举，尽量伸直肘关节，然后缓慢屈肘，用手触摸自己的口、对侧耳和肩。

（2）前臂的旋前、旋后训练：指导患者坐于桌前，用患手翻动桌上的扑克牌；亦可在任何体位让患者转动手中的一个小物件。

（3）手的抓握训练：指导患者用患手握小皮球击打放置在前边的物体，随着抓握能力的改善，可指导患者用患手握住一根木棍，患手放开，健手抓住，交替进行。

（四）相对恢复期的康复

此期患者逐渐纠正错误的运动模式，产生正确的运动模式。护理要点是指导患者进行改善手功能和改善步态的训练。

1.改善手功能训练

通过编织、绘画、陶瓷工艺、橡皮泥塑等训练两手协同操作能力；通过打字、砌积木、拧螺丝、拾小钢珠等训练手的精细动作，同时加强与日常生活动作有关的训练，以提高患者的综合能力。

2.改善步态训练

步态训练主要是加强站立平衡、屈膝和踝背屈训练，同时进一步完善下肢的负重能力，提高步行效率。

（五）后遗症期的康复

偏瘫患者经过大约一年的积极治疗和康复后，仍有部分患者留有不同程度的后遗症，主要表现为肢体痉挛、关节挛缩畸形、运动姿势异常等。此期康复护理的目的是指导患者继续训练和利用残余功能，指导家属尽可能地改善患者周围环境，争取最大限度的生活自理。

（1）维持性训练，进行维持功能的各项训练。

（2）指导正确使用辅助器，如手杖、步行器、轮椅、支具，以补偿患肢的功能。

（3）加强健侧的训练，以增强其代偿能力。

（4）对家庭环境做必要的改造，如门槛和台阶改成斜坡，蹲式便器改成坐式便器，厕所、浴室、走廊加扶手等。

第二节　帕金森病

一、安全护理

（1）设施的安全配备：给患者提供一个安全的环境，移开环境中的障碍物，病房地面及厕所要防滑，病房楼道、门把附近的墙上、厕所及浴室增设扶手，将呼叫器放置在患者伸手可及处，防止跌倒、坠床的发生。

（2）定时巡视病房，及时了解患者生活所需，指导患者增强自我照顾能力。

（3）用餐时应防止患者呛咳或烫伤。避免使用玻璃和陶瓷制品，应使用金属餐具。大剂量左旋多巴可引起直立性低血压，患者注意不要突然起立，避免在一个地方站立较长的时间。

二、饮食指导

本病主要见于老年人，胃肠功能多有减退，可合并胃肠蠕动乏力、痉挛、便秘等症状。给予高热量、高蛋白质、富含纤维素和易消化的食物。多食含酪氨酸的食物，如瓜子、杏仁、芝麻、脱脂牛奶等可促进脑内多巴胺的合成，多吃新鲜水果、蔬菜、谷物，多饮水，促进肠蠕动，保持排便通畅。患者喉部肌肉运动障碍，导致吞咽困难，进食、饮水尽量保持坐位，注意节律，不宜过快，以免引起噎塞和呛咳。

三、心理护理

本病由于病程较长，加上动作迟钝、语言断续、"面具脸"等自身形象的改变，患者易产生自卑、抑郁心理，回避人际交往，甚至厌世。护士应鼓励患者主动配合治疗及护理，耐心倾听患者的心理感受，鼓励患者自我护理，如穿衣、吃饭、移动等，增加其独立性及自信心。

四、药物治疗护理

（一）用药指导

帕金森病（PD）患者用药有明显的个体差异，患者应严格遵医嘱服药。护士要详细交代服药的时间、剂量及副作用，并为患者准备一份服用药物清单，一方面指导患者正确服药，另一方面可以为医生了解病情及调整用药提供参考。要提醒患者定时坚持服药，不能擅自停药。

（二）药物不良反应的观察

"开－关"现象：这是 PD 患者长期服用左旋多巴制剂后出现的不良反应，多数在服药 3~5 年出现。当药物开始起作用时，患者活动自如，处于"开"状态；当药物失去作用时，患者活动困难，称为"关"状态，通常持续几小时，多发生在下午。

异动症：一般在服用左旋多巴 1~2h 出现不自主运动，包括肢体舞动、躯干摆动、下颌运动、痉挛样动作，或者坐立不安。

剂末现象：因患者长期服药后对药物的敏感度下降，即在药物即将失去作用时患者的症状比平时更加严重。

胃肠道不适：表现为恶心、呕吐等，可通过逐步增加剂量或降低剂量克服。

精神症状：服用苯海索（安坦）、金刚烷胺等药物，患者易出现幻觉。遵医嘱给予停药或减药，以防发生意外。

（三）加强肢体功能锻炼

早期应鼓励患者积极参与活动，如散步、太极拳、床旁体操等，注意保持身体和关节的活动强度与最大活动范围，防止关节固定、僵直、肢体挛缩。晚期患者出现显著的运动障碍，帮助患者活动关节，按摩肌肉，以促进血液循环。定期练习腹式呼吸以促进肠蠕动。每天对镜子做鬼脸，以预防"面具脸"的出现。

五、健康教育

护士向患者及家属宣传 PD 的危险因素、药物治疗和康复锻炼的有关知识。稳定患者病情及情绪，减轻患者及家属的心理压力，配合治疗，使患者身心健康地回归社会。生活上早期鼓励其多做运动，尽量做到生活自理，晚期生活上给予周密照顾，肢体给予被动运动，勤翻身，做好并发症的预防。目前对帕金森病尚没有根治的方法，但是早期正规治疗、用药及护理，可以改善其临床症状，提高其生活质量，延缓病情的发展，延长患者的生命。

第三节　慢性阻塞性肺疾病

一、常见护理诊断和问题

（1）气体交换受损与小气道阻塞、呼吸面积减少、通气／血流比值失调等有关。

（2）清理呼吸道无效与呼吸道炎症、阻塞，痰液过多而黏稠，咳痰无力等有关。

（3）活动无耐力与供氧不足、疲劳、呼吸困难有关。

（4）营养失调低于机体需要量与疾病迁延、呼吸困难、疲劳等引起食欲下降、摄入不足、能量需求增加有关。

（5）焦虑与呼吸困难影响生活、工作和经济状况不良等因素有关。

（6）睡眠形态紊乱与呼吸困难、不能平卧、环境刺激有关。

（7）潜在并发症有自发性气胸、肺心病、呼吸衰竭、肺性脑病、心律失常等。

二、护理措施

（一）环境和休息

保持室内环境舒适，空气洁净。戒烟。患者采取舒适体位，如半卧位，护理操作集中完成。

（二）饮食与活动

根据患者的喜好，选择高蛋白、高维生素、高热量、易消化的食物，清淡为主，避免辛辣食品，避免摄入容易引起腹胀及便秘的食物，少食多餐，必要时可静脉输入营养物质。适量饮水，稀释痰液。根据病情制订有效的运动计划，方式多种多样，如散步、练太极拳等。病情较重者鼓励床上活动，活动以不感到疲劳为宜。

（三）病情观察

观察患者咳嗽、咳痰的情况，包括痰液的颜色、量及性状，咳痰是否顺畅，以及呼吸困难程度等；监测动脉血气分析和水、电解质、酸碱平衡状况；监测生命体征，重点观察患者的神志，如出现表情淡漠、神志恍惚等肺性脑病征象时应立即通知医生积极处理，做好抢救记录。

（四）用药护理

遵医嘱应用抗感染、止咳、祛痰、平喘等药物，注意观察疗效和副作用。

（1）抗生素：可能导致过敏，甚至过敏性休克，产生耐药性或二重感染。

（2）止咳药：可待因具有麻醉性中枢镇咳作用，可致恶心、呕吐，甚至成瘾、抑制咳嗽而加重呼吸道阻塞。

（3）祛痰药：盐酸氨溴索副作用较轻；痰热清有清热、解毒、化痰功效，可能出现皮疹、高热、喉头水肿、胸闷气促等症状。

（4）平喘药：茶碱滴速过快、药量过大可引起茶碱毒副作用，表现为胃肠道症状、心血管症状等，偶尔可兴奋呼吸中枢，严重者引起抽搐或死亡。

（5）糖皮质激素：可能引起口咽部念珠菌感染、声音嘶哑、向心性肥胖、骨质疏松、消化性溃疡等，宜在餐后服用，并遵医嘱服用，不能自行减药或停药。

（五）保持呼吸道通畅

遵医嘱每日行雾化吸入治疗。指导患者有效咳嗽排痰，胸部叩击振动排痰仪或咳痰机有利于分泌物排出，必要时机械吸痰。

（六）口腔护理

做好口腔护理，尤其每次咳痰后用温水漱口，有口咽部念珠菌感染者可给予制霉菌素液漱口，每天 3 次。

（七）氧疗的护理

给予鼻导管持续低流量（1～2L/min）、低浓度（25%～29%）氧气吸入，鼓励每天吸氧 15h 以上。

（八）呼吸肌功能锻炼

目的是使浅而快的呼吸转变为深而慢的有效呼吸，加强胸、膈呼吸肌肌力和耐力，改善呼吸功能。呼吸功能锻炼包括腹式呼吸、缩唇呼吸等。

（1）腹式呼吸：指导患者取立位、坐位或平卧位，平卧位者两膝半屈（或膝下垫软枕），使腹肌放松。两手掌分别放于前胸部与上腹部，用鼻缓慢吸气时，膈肌最大限度下降，腹肌松弛，将腹部手掌向上抬起，胸部手掌原位不动，抑制胸廓运动；呼气时，腹肌收缩，腹部手掌下降，帮助膈肌松弛，膈肌随胸腔内压增加而上抬，增加呼气量。同时可配合缩唇呼吸。因腹式呼吸增加能量消耗，指导患者只能在疾病恢复期进行。

（2）缩唇呼吸：指导患者闭嘴用鼻吸气，将口唇缩小（呈吹口哨样）缓慢呼气，呼气时腹部内陷，胸部前倾，尽量将气呼出，以延长呼气时间，同时口腔压力增加，传至末梢气道，避免小气道过早关闭，提高肺泡有效通气量。吸气与呼气时间比为1∶2或1∶3，尽量深吸慢呼，7～8次/min，每次10～20min，2次/d。

（九）心理护理

患者因长期患病、社交活动减少，易产生焦虑等情绪，应多与患者沟通，了解患者心理、性格，增强患者战胜疾病的信心。调动家庭支持系统，与患者和家属一起制订并实施康复计划，避免诱因，进行呼吸肌功能锻炼，有规律地合理用药，教会患者缓解焦虑的方法。

三、健康指导

（一）康复锻炼

使患者理解康复锻炼的意义，发挥其主观能动性，制订个体锻炼计划，加强体育锻炼，提高机体免疫能力。指导患者进行呼吸功能锻炼（缩唇、腹式呼吸等），以利于肺功能的恢复。教会患者及家属判断呼吸困难的严重程度，合理安排工作、生活。

（二）坚持长期家庭氧疗

指导患者和家属了解氧疗的目的和注意事项，且夜间应持续吸氧；宣传教育用氧安全（防火、防热、防油、防震）；指导正确清洁、消毒氧疗设备。

（三）生活指导

劝导患者戒烟，避免粉尘和刺激性气体吸入，避免与呼吸道感染者接触，减少去公共场所的次数。关注气候变化，及时增减衣物，避免受凉、感冒及劳累等诱发因素。

（四）饮食指导

合理膳食，避免进食刺激性食物和产气食物，如辣椒、圆葱、油炸食品、豆类、甜食、汽水、啤酒等。

（五）使用免疫调节剂及疫苗

免疫能力低下、无过敏史的患者，可接种流感疫苗［每年1～2次（春秋）］或肺炎疫苗（每3～5年1次）；遵医嘱口服细菌溶解产物（泛福舒），皮下注射胸腺肽或迈普新等免疫调节剂。

（六）定期随访

复查。

第四节　颈椎病

一、常见护理诊断和问题

（1）疼痛与椎间盘突出压迫和刺激神经根及手术创伤有关。

（2）自理能力缺陷与疾病所致的压迫症状、体征及术后卧床有关。

（3）焦虑与担心术后康复程度有关。

（4）潜在并发症有血肿、术后出血、感染、肺部感染等。

二、护理措施

（一）术前护理

1. 体位训练

前路手术患者应练习仰卧位，方法：将枕头放置在肩背部，头向后仰，颈部呈过伸位，每日2～3次，每次15～30min，逐渐达到每日2～3h。

后路手术患者应练习俯卧位及深呼吸以减少呼吸道受阻的危险，入院后即开始进行俯卧位训练。方法：胸下垫枕头20～30cm，开始每次10～30min，每日2～3次，逐渐延长至每日2～3h。

2. 气管推移训练

保持上身直立，颈部中立位。并拢四指，将气管向左或右推（手术切口在右侧气管向左推，切口在左侧气管向右推），推移过程中患者可能出现反射性咳嗽、恶心、头晕等症状，嘱患者休息后继续，逐渐增加推移的时间和强度。此训练应循序渐进，最终以达到推移气管30～40min为宜。

3. 呼吸功能锻炼

术前指导患者练习深呼吸，如吹气球、爬楼梯及使用呼吸功能锻炼仪等，增加肺活量。指导患者戒烟，鼓励咳嗽咳痰，必要时使用超声雾化吸入。

4. 物品准备

沙袋、薄枕，前路手术需备气管切开包。

5. 皮肤准备

前路手术男患者需剃须，后路手术需剃头，范围由枕后至肩胛部。

6. 心理护理

由于颈椎病伴有进行性肢体活动功能障碍，而且手术部位节段较高，容易发生高位截瘫或死亡，患者存在高度紧张和情绪不安，因此责任护士应了解患者病情，掌握情绪变化，关心鼓励患者，向患者及家属介绍疾病相关知识、治疗方案及手术必要性和预后，列举成功病例，消除患者顾虑，增强患者信心，配合治疗和护理。

（二）术后护理

1. 监测生命体征

监测血压、脉搏、呼吸、血氧饱和度的变化，给予低流量吸氧，保持呼吸道通畅，注意观察前路手术患者的呼吸频率和节律，警惕有无血肿压迫气道，或出现喉头水肿导致呼吸困难。同时观察患者神志、面色、口唇颜色、尿量的变化。

2. 脊髓神经功能的观察

由于手术的牵拉及周围血肿的压迫均可造成脊髓及神经的损伤，密切观察患者有无出现声音嘶哑、四肢感觉运动障碍、大小便功能障碍，及时发现并处理。

3. 体位护理

手术后返病室时，由医生固定颈肩部，护士托肩、臀，保持脊柱水平位搬动患者至病床。患者使用薄枕，颈部两侧使用沙袋固定制动。翻身时注意保持头、颈和躯干在同一平面，维持颈部相对稳定。

4. 呼吸道观察

由于手术过程中对咽喉和气管的牵拉及插管的刺激，术后可能出现痰多、咽部不适、吞咽和呼吸困难。指导患者进行正确有效的咳嗽，术后第2d遵医嘱抬高床头30°，协助咳痰，痰液黏稠不易咳出、喉头水肿的患者可遵医嘱给予雾化吸入，每日2~3次，以稀释痰液，减轻水肿。

5. 伤口引流的观察及护理

保持伤口负压引流的通畅、安全，防止引流管扭曲、折叠，检查引流管有无脱出，同时观察引流液的性质、颜色、量并准确记录，判断有无出血，若引流量多且呈淡红色，考虑脑脊液漏的发生，及时报告医生进行处理。

6. 疼痛的护理

术后除手术创伤外，咽部亦会出现疼痛等症状，使用数字分级法对患者进行评估，除给予患者提供安静舒适的环境外，做好心理护理，同时根据医嘱使用止痛药，并指导患者服用润喉片以减轻患者咽部症状，尽量解除疼痛给患者造成的痛苦。

7.饮食指导

术后 6h 可以饮水，肠蠕动恢复后可从流食到半流食再到普食逐渐过渡，保证患者高热量、高蛋白质、高维生素、粗纤维素食物，增强患者体质，促进机体康复。

8.并发症的预防及护理

前路术后观察伤口周围及颈部是否肿胀，呼吸是否困难，面部有无青紫，以及时发现血肿，床旁常规备气管切开包，以备急需。动态观察四肢感觉运动变化，并与术前对比，询问患者有无头晕及枕后疼痛等不适，及时发现硬膜外血肿表现。同时注意压力性损伤、泌尿系感染、血栓的发生，并做好相关预防。

三、健康指导

（一）功能锻炼

患者在颈部制动的同时应尽早进行四肢功能锻炼。术后第 1d，指导患者进行功能锻炼。双下肢直腿抬高至 30° 左右并保持 5～10s，两腿交替进行，增强股四头肌力量；还应指导患者进行双足跖屈背伸运动，预防下肢静脉血栓形成。上肢除活动肩、肘关节外还可锻炼手指活动，如握拳、系扣子；若患者手部肌力减退，可应用握力器进行锻炼。坐起后可锻炼颈肩部肌肉，双手交叉至枕后向前用力，头颈向后对抗用力。上身直立，头颈部保持不动，双肩向后向上用力收缩肌肉 5～10s 后放松，每日 2～3 次，每次 5～10min。

（二）颈托的使用

术后卧床 2～3d 后，可佩戴颈部支具下床活动，支具佩戴时要前片压住后片并妥善固定，松紧适中。注意保护皮肤。患者出院后遵医嘱佩戴支具 3～6 个月。

（三）下床指导

患者先侧卧，佩戴好支具以保护颈椎，然后逐渐将身体离开床面，同时双足下垂坐起，适应片刻，无头晕眼花等不适再站立行走，避免长时间卧床后突然站立引起直立性低血压而跌倒。

（四）出院指导

定期复查；伤口出现红肿热痛等异常时及时就诊；坚持四肢功能锻炼，劳逸结合，活动休息根据自身实际情况，同时使头部相对于躯干的位置保持正直。

第五节　腰椎间盘突出症

一、护理措施

（一）疼痛的护理

（1）安排患者睡木板床：让患者睡木板床，以便其脊椎呈一直线位置，可以减少脊神经根受压的可能。

（2）绝对卧床休息：绝对卧床休息是指患者大小便时均不应下床或坐起，卧床3周后戴腰围起床活动，3个月内不做弯腰持物动作。此法简单有效，可除去椎间盘所承受的重力，只是难以坚持。

（3）使用抗痉挛及镇痛剂：遵医嘱给予止痛药或肌松剂，以减轻患者的疼痛。若患者发生椎间盘突出的部位是在颈椎，则不应使用抑制呼吸中枢的止痛药（如吗啡等）。

（4）抬高膝部10°～20°。

（5）按要求使用低热度的热垫，以促进肌肉的放松。

（6）指导患者采用合理的方法从床上爬起来或睡至床上，以减轻不适感。①滚向一侧。②抬高床头。③将腿放于床的一侧。④用胳膊支撑身体起来。⑤在站起前坐在床的一侧，把脚放在地上。⑥腿部肌肉收缩使身体由坐位到站位。从站姿改为卧姿时则将上述每步的顺序倒过来，即可回到床上。

（7）指导患者避免弯腰动作，用髋、膝关节弯曲下蹲，而腰背仍保持伸直状态捡地上的物品。

（二）牵引患者的护理

牵引的目的是增加两个邻近椎骨间的距离，使突出的椎间盘恢复，使患者持续卧床休息，且能保持身体良好的卧姿，从而减轻肌肉的痉挛。根据患者脊柱病变的不同部位，可采用骨盆牵引或颈部牵引。对于牵引患者的护理要注意以下几个方面：

（1）做骨盆牵引之前，在髂嵴的两边应放一厚棉垫，再穿上大小适当的软性骨盆带，以使左右两边的拉力平衡。而做颈部牵引之前，则应在下颌与后枕部各放置一厚棉垫，再戴上一大小合适的头颈部软性牵引带。

（2）牵引的时间很长，因此应注意预防枕部、脊柱或肩胛部压力性损伤的发生。

（3）协助患者处理排泄物时，不可影响牵引的进行。

（4）对于刚开始牵引的患者，要多去巡视，预先考虑到患者可能随时需要的物品，将其随时需用物品放在患者手能拿到的地方，以及时满足患者的需要。特别要将铃、红灯开关或对讲机放在患者手能拿到的地方。

（三）椎间盘切除术患者的护理

1. 术前护理

（1）精确完整地评估患者：如观察患者疼痛与感觉异常的情形及部位、站立的姿势与步态等并记录，以便与手术后患者的状况进行比较。

（2）依患者对手术的了解程度对手术进行适当的解释，如告知因手术部位水肿，故术后暂时仍有疼痛与麻木的感觉。

（3）教导患者滚木翻身法。

（4）术前训练患者在床上使用大小便器，以免术后在床上取平卧位，大小便不习惯。

（5）肌内注射选健侧臀肌，若两侧臀肌均疼痛，则应选反三角肌作为注射部位。

2. 术后护理

（1）术后搬运：应由 4 人来协助完成搬运患者的工作，沿着患者的身体抓住患者身上的床单，将患者安放在硬板床上。搬运时要特别注意患者的脊柱不能弯曲。

（2）翻身：一般在术后 3h 可给予翻身，采用滚木翻身法，由 2 名护理人员协助进行术后的第一次翻身。教导患者双手交叉于胸前，双腿间放一枕头，2 名护士站在患者的同一侧，其中一名护士支持患者的肩部与背部，另一名护士则支持患者的臀部及腿部，2 人合力将患者翻向一侧，此时支持肩部与背部的护士走至床的对侧，支持患者的肩部及臀部以保持脊椎位置的平直，留在原位的护士则在患者的头下、背后、臀部及胸前各置一个枕头，以支持患者的相应部位。另外，也可事先在床上铺好翻身用的床单，若需将患者翻至右侧卧位，则把左侧床单尽量卷至患者身旁，护士走到患者右侧，然后抓紧对侧近患者肩部及臀部已卷起的床单，将患者翻至右侧，最后在头下、肩部、背后及胸前各放置一个枕头。

（3）观察：观察生命体征与伤口敷料有无渗血，髓核摘除术后观察引流管内的渗血量及渗液情况，有无脑脊液漏出，引流管一般 24h 后拔除。此外，还需评估患者下肢的皮肤颜色活动、温度及感觉，并将观察结果与手术前进行比较。如果发现异常，如引流量多或疼痛加剧，下肢感觉、运动障碍加重，应及时报告医生，并协助处理。

（4）疼痛的护理：手术会造成术区水肿，因此患者会有暂时性的疼痛与肌肉痉挛，可视患者的情况，根据医嘱给予止痛剂。

（5）休息：根据手术情况，术后一般继续卧床 1～3 周。做开窗髓核摘除术者，卧床时间可缩短，如果手术复杂，椎板减压的范围广，脊柱的稳定性可能受损，则卧床时间可适当延长。

（6）锻炼：卧床期间要让患者坚持呼吸、四肢及脊背肌肉的锻炼，以预防肌肉萎缩，增强脊柱的稳定性，逐步练习直腿抬高，以防神经根粘连。

（四）健康教育

1. 运动

其目的是强壮腰背肌肉，减少腰腿疼痛。

（1）半坐立运动：患者平躺于硬板床上，将其膝部、髋部弯曲，双手紧握置于脑后或双手平伸至膝部，然后让患者将身体向前屈曲，努力使其手或肘部趋向膝部，维持这个姿势 5~10s，然后再平卧。

（2）膝胸运动：要求患者采取半坐立运动姿势，然后以手环抱一侧或双膝往胸部屈曲，维持此姿势 5~20s，然后放松。

（3）加强脊椎旁肌肉力量的运动：当伤口愈合、身体状况良好时，即可开始脊椎运动来加强下背部肌肉的力量。患者取俯卧位，然后交替举起一侧腿，再同时举起双腿后放下，接着仰起头部，再同时举起双腿。

2. 姿势

良好的体位可预防腰腿痛。

（1）双腿的使用方法：①当需长时间站立时，应让双腿轮流休息。②站立时收下颌，头抬高，背部平直，双臀夹紧。③蹲下时，应弯曲髋关节与膝关节，避免弯曲腰部。④抬举重物时，最好以滚、推、拉的方式代替，如无法替代，应髋膝弯曲下蹲，腰背伸直，重量尽量压在身体后，再用力抬起和迈步。

（2）坐姿：①正确的坐姿必须要有坚固和结构合理的椅背，椅背以平直最为理想。②椅子的高度以使两腿能自然垂到地面、膝关节高于髋关节为宜。③长时间坐于椅子上，可交叉双膝以减轻紧张，并收缩腹肌以挺直背部，尽可能保持颈部与背部呈一直线。④开车时，车座椅的靠背勿离方向盘太远，开车时要绑上安全带。

（3）躺姿：①侧卧时应弯曲膝关节。②平卧时，用平整的枕头支持头下或颈部，膝部另置一枕头。③勿采用俯卧位。

3. 劳动和运动保护

腰部劳动强度大的工人，应佩戴有保护作用的宽腰带。参加剧烈运动前要注意准备活动和运动中的保护。

第六节　肩关节周围炎

一、预防保健

注意肩关节局部保暖，随气候变化增减衣服，避免受风寒刺激。居室应保持干燥通风，避免潮湿。

二、热疗

采用微波、中药熏药、蜡疗等热疗时，注意观察，避免烫伤。

三、药物治疗

口服药物治疗的患者注意观察服药后的效果及反应。服中药后若出现唇舌手足发麻、恶心、心慌等症状，应及时停药并就诊。

四、功能锻炼

功能锻炼应循序渐进，持之以恒，关节运动幅度由小到大，并尽量达到最大限度，以不产生剧痛为原则。急性期以主动活动为主，方法有钟摆运动、爬墙训练、云手训练、耸肩环绕、双手托天等；粘连期除主动活动外，还需有被动性运动和上肢肌肉力量练习，每次练习 30~40min，除前期动作外，可增加持棒推送、滑轮牵拉、扶持牵拉、拉重增力等动作。

（1）钟摆运动：采取坐位或站立，弯腰，患肢尽量放松，手臂下垂，做左右摆动 10~20 次；再做画圈运动，患肢沿顺时针、逆时针方向各做画圈运动 10~20 次。随着关节活动的增加及疼痛的减轻，逐渐加大摆动活动范围和画圈幅度。

（2）爬墙训练：①双手指触墙，逐渐沿墙向上爬，直到患肢因疼痛或活动受限不能再向上为止。每日坚持做 5~10 次，不断增高。②面向墙壁，足尖距墙 20~30cm，患肢手指触墙，向上够，尽量爬高，还原，原地转。患肢侧面对墙壁，手指沿墙壁尽量向上够，还原，每日 5~10 次，以不增加疼痛为度。

（3）云手训练：患者站立位，双腿分立，与肩同宽，左腿向左侧迈一步，左上肢做顺时针旋转，同时右上肢做逆时针旋转，并在身体前方交叉，即原地做云手动作。云手训练的幅度由小渐大，重复 10~15 次，每日做 1~2 遍。

（4）耸肩环绕：屈肘90°，两肩耸动，并做环绕动作，由慢到快，每日 10~20次。

（5）双手托天：自然站立，双手掌心向上，中指相接置于小腹，手上提至胸口高度双掌翻转（掌心向下）下压，慢慢下压至小腹前，再慢慢上提至脸前翻掌（掌心向上），上提至头顶上，手臂伸直，手掌托天，两眼向上看。两手分开如抱球状后，再慢慢放下。每日 5~10 次，以不增加疼痛为度。

五、健康教育

（1）保护肩关节：注意肩部保暖；避免患侧肩部过度负荷，防止过多活动肩关节和使用患侧手提举重物，避免肩关节受伤。疼痛时注意休息，局部可自行按摩以放松肌肉；疼痛减轻时，尽量多使用患侧肢体进行日常活动。

（2）保持正确的睡姿：理想睡眠姿势为仰卧位，并在患侧肩下放置一薄枕，让肩关节呈水平位，使肩关节和软组织得到较好的放松与休息。一般不要患侧卧位，以免挤压患肩。健侧卧位时，在胸前放一薄枕，将患肢放在上面。俯卧位不利于保持颈、肩部的平衡与生理曲度及呼吸道的通畅，应避免。

（3）防止关节粘连：劳损或损伤后及时治疗，避免肩部长时间不活动。如肩部、上臂、前臂骨折固定时要根据病情做肩部的主动运动，偏瘫患者的患侧肩部应做主动或被动运动，以防肩部软组织粘连。

（4）坚持功能锻炼：坚持肩部的活动训练，恢复后可进行太极拳、太极剑、保健操等适合自身特点的体育锻炼。

第七节　原发性高血压

一、护理措施

（一）休息与体位

血压不稳定或症状加重时必须卧床休息，卧床休息时将头部抬高。当患者出现恶心、呕吐时，协助患者采取坐位或侧卧位，头偏向一侧，避免呕吐物呛入呼吸道而发生窒息。

（二）饮食与排泄护理

（1）给予低盐、低脂、清淡、易消化饮食，少食多餐，忌暴饮暴食，禁烟、酒。

（2）保持大便通畅，勿用力排便。

（三）病情观察

（1）需在固定条件下测量血压，测量前患者需静坐或静卧30min。

（2）当发现患者血压急剧升高，同时出现头痛、呕吐等症状时，应考虑发生原发性高血压危象的可能，注意监测其神志、心率、呼吸、血压等变化。

（四）症状护理

（1）当患者出现明显头痛，颈部僵直感、恶心、颜面潮红等症状时，应让患者卧床休息，并设法去除各种诱发因素。

（2）对有失眠或精神紧张者，在进行心理护理的同时配以药物治疗或针刺疗法。

（3）对有心、脑、肾并发症患者应严密观察血压波动情况，详细记录出入液量，对原发性高血压危象患者应立即通知医生并让患者卧床、吸氧，同时准备快速降压药物、脱水剂等，如患者抽搐、躁动，则应注意安全。

（五）心理护理

了解患者的性格特征和引起精神紧张的心理社会因素，根据患者不同的性格特征给予指导，训练自我控制的能力，同时指导亲属要尽量避免各种可能导致患者精神紧张的因素，尽可能减轻患者的心理压力。

二、健康指导与康复

（1）保持平衡的心理和乐观的情绪，减轻精神压力，避免过度的喜怒哀乐和激动。

（2）养成规律的生活习惯，合理安排工作，劳逸结合，充足睡眠。

（3）合理膳食，提倡低盐、低脂饮食；戒烟限酒，少饮浓茶、咖啡。定期检查血脂，肥胖者需控制体重。

（4）无明显脏器功能损害者，除保证足够的睡眠外可适当参加体育活动，如散步、做操、打太极拳等，不宜长期静坐或卧床。

（5）衣裤、领带不宜系得过紧，弯腰不要过度，不宜突然改变体位。

（6）冬季应注意保暖，室内温度应适宜，洗澡时避免受凉、水温过高或洗澡时间过长。

（7）原发性高血压需长期治疗，应定期监测血压，遵医嘱服用降压药，避免突然停药或减药，药效欠佳或出现副作用时需在医生指导下调整用药。老年人降压不宜过快，有脑梗死病史者收缩压宜控制在 140～159mmHg（18.7～21.2kPa）。

（8）异常情况处理：有血压升高或过低，突然眼花、头晕、恶心呕吐、视物不清、偏瘫、失语、意识障碍、呼吸困难、肢体乏力等症状立即就医。

第六章 老年人康复护理

第一节 运动疗法概述

运动疗法是指以功能训练为主要手段，根据患者的功能状况，利用器械、徒手或患者自身力量，通过某些运动方式（主动或被动运动等），使患者获得全身或局部躯体运动功能、感觉功能恢复、改善或重建，达到改善人体功能、促进恢复的一种训练方法。运动疗法是物理治疗的主要组成部分，它和物理因子疗法（电、光、声、磁、冷、热等）、手法治疗构成物理治疗的重要组成部分。

运动疗法主要采用"运动"这一机械性的物理因子对患者进行治疗，着重进行躯干、四肢的运动、感觉、平衡等功能的训练，从而提高个人的活动能力，增强社会参与的适应性，改善患者的生活质量。

一、运动功能评定

运动功能评定包括肌力评定（MMT）、关节活动度评定（ROM）、平衡与协调评定、步行功能评定等，具体方法见本章第二节。

二、运动疗法的分类

（一）按用力程度分类

1. 被动运动

被动运动是指完全依靠外力帮助完成的运动，即出治疗师、患者健肢或器械力量协助完成的动作。被动运动适用于各种原因引起的肢体运动功能障碍，可松弛或缓解肌肉痉挛、牵伸挛缩肌腱和韧带；维持和恢复关节活动度，防止肌肉萎缩，防治关节粘连和挛缩，并可增强本体感觉，诱发肢体屈伸反射，为主动运动做好准备。

进行被动运动应掌握以下原则：

（1）了解各关节活动受限的原因及程度。

（2）活动的肢体应置于舒适、放松的肢体位。

（3）活动的顺序从近端关节到远端关节。

（4）运动在无痛范围内进行，逐步增大活动范围至最大限度。

（5）操作者的手越接近关节越好，以一手控制拟活动的关节附近，另一手扶托关节远端。

（6）运动时一手固定其近端关节以防止代偿性运动，另一手尽量做接近正常范围的关节运动。

（7）按照各关节的功能进行各方向的运动，每次做 5~10 遍，每日 2 次。

（8）操作动作应轻柔、缓慢、有节律，避免突然施加暴力和冲击力，避免拉伤。

2. 辅助主动运动

辅助主动运动即助力运动，是指部分借助外力的辅助，部分由患者主动收缩肌肉来完成整个运动的过程，即凭借治疗师、患者健肢、器械装置（如滑轮、回旋器）、气垫、气球、水浴等方法的辅助或在消除重力的影响下，引导和帮助患者主动完成的运动。助力运动是被动运动向主动运动过渡的一个阶段。助力常加于肌肉开始收缩和结束时，尽量以主动运动为主、助力运动为辅。

进行辅助主动运动时应掌握以下原则：

（1）循序渐进，随着患者肌力的恢复，而逐渐减少外力的辅助量。

（2）运动应尽可能在全关节范围内进行。

（3）选择适当的辅助设备，尽可能发挥主动运动的作用。

3. 主动运动

主动运动是指整个运动过程无外力的参与，全部由患者自己主动完成的运动。主动运动能增强肌力、改善局部和全身功能，是康复护理中最常用的运动方法。常用各种徒手体操或器械体操。动作的设计原则是根据患者关节活动受限的方向和程度、肌力的大小及可以使用的器械，设计出一些有针对性的动作，内容可简可繁，可以个人练习，也可以将有相同关节活动障碍的患者分组集体练习。

主动运动训练时应掌握以下原则：

（1）动作应由易到难，时间由短及长，程度由易到难。

（2）调动患者的积极性，鼓励患者坚持主动运动训练，持之以恒。

（3）选择合适的体位和方法，防止代偿性动作出现。

（4）合理掌握运动时间和运动量，每项运动重复 5~10 遍，每天进行 2 次。

4. 抗阻运动

患者在做主动运动过程中，除克服自身重力外，无其他负荷时，称随意主动运动。如需克服某些外加阻力，称抗阻主动运动。抗阻运动是在对抗外力的情况下所进行的主动运动，阻力可以是徒手性阻力，也可以是运动器械，如沙袋、哑铃、拉力器等，如利用沙袋负重训练等。此法可易化更多肌梭，促进和恢复肌力与耐力，增强关节的稳定性。

抗阻运动时应掌握以下原则：

（1）仅适用于软瘫肌力恢复至足以抵抗阻力时和手足徐动型患者，痉挛型患者不宜使用，否则会加重痉挛。

（2）操作者或治疗师将阻力施加在受累关节的远端。

（3）在活动范围的起始或终末施加最小的阻力；在动程中 1/3 段施加最大的阻力。

（4）合理选择施加阻力的物品或器械，阻力强度应从轻到重。

（5）骨折后的患者应注意施加阻力和固定的部位，以免二次损伤。

（6）运动速度应缓慢，肌肉收缩至极限后应维持 2 ~ 3s。

（二）按肌肉收缩类型分类

1. 等长运动

等长运动是指肌肉收缩时长度不变而张力增加，关节不产生运动。多用于早期康复预防，如骨折术后石膏固定期患侧肢体的肌肉训练、腰背痛患者的肌肉力量训练，以防止肌肉废用性萎缩。

2. 等张运动

等张运动是指肌肉收缩时长度改变而张力不变，关节产生运动。等张运动根据肌肉收缩的方向可分为两种：

（1）向心性等张运动：肌肉收缩时两端相互靠近，如屈肘时肱二头肌收缩。

（2）离心性等张运动：肌肉收缩时两端相互分离，如下蹲时股四头肌收缩。

3. 等速运动

等速运动是指利用专门的设备（如 Cybex 仪器）根据运动过程的肌力大小变化调节外加阻力，使关节依照预先设定的速度运动。

三、运动常用设备与器材

运动疗法所用器械种类很多，常用的设备大致可分为增强肌力的设备、增进关节活动范围的设备、步行训练设备、平衡协调训练设备及运动训练床等几大类。

1. 增强肌力器械

（1）肋木及肩梯：适用于增加上下肢和躯干的肌力及改善关节活动范围训练（图 6–1）。

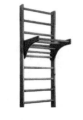

图 6-1　肋木及肩梯

（2）墙壁拉力器：增加上肢肌力，也可进行关节活动度训练（图 6-2）。

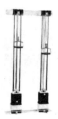

图 6-2　墙壁拉力器

（3）功率自行车：增加下肢肌力、下肢关节活动范围（图 6-3）。

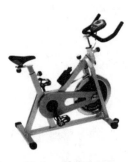

图 6-3　功率自行车

（4）股四头肌训练椅：增加下肢肌力（图6-4）。

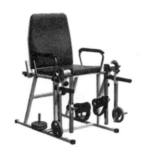

图6-4　股四头肌训练椅

（5）沙袋：增加上、下肢和躯干肌力（图6-5）。

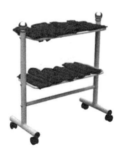

图6-5　沙袋

（6）哑铃：增加上肢肌力（图6-6）。

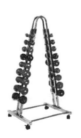

图6-6　哑铃

2. 大关节活动范围器械

（1）肩关节回旋训练器：改善肩、肘关节活动范围，改善肩痛、肩关节半脱位、肩手综合征等上肢关节疼痛等（图 6-7）。

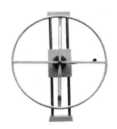

图 6-7　肩关节回旋训练器

（2）腕关节屈伸训练器：改善腕关节屈、伸活动受限（图 6-8）。

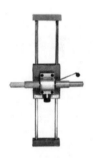

图 6-8　腕关节屈伸训练器

（3）前臂内外旋训练器：改善前臂旋前、旋后与腕关节活动受限（图 6-9）。

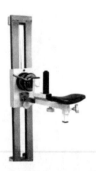

图 6-9　前臂内外旋训练器

（4）踝关节活动训练器：改善踝关节屈伸活动受限及足下垂症状（图6-10）。

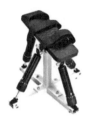

图6-10 踝关节活动训练器

3. 步行器械

（1）平行杠：借助平行杠进行步态训练，增加行走的稳定性。平行杠（配足踝、足踝膝关节、足踝膝髋关节矫正装置）矫正行走中的足外翻、足下垂、膝过伸、髋外展，纠正错误行走模式，增加行走稳定性（图6-11）。

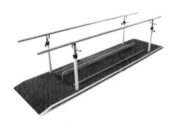

图6-11 平行杠

（2）步行训练器：①双轮助行器：辅助代步用具（图6-12）。②辅助步行训练器：增加上肢支撑面积，提高辅助步行效果。

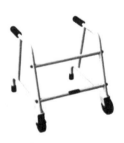

图6-12 双轮助行器

（3）训练用阶梯（双向）：用于恢复日常上下楼功能（图6-13）。

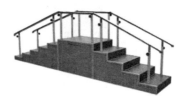

图6-13　训练用阶梯

（4）杖类：各类手杖、拐杖，辅助步行，防止跌倒，确保行走安全。

4.平衡协调器械

（1）上肢协调功能训练器：训练上肢稳定性、协调性功能，提高上肢的日常活动能力（图6-14）。

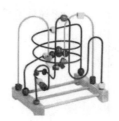

图6-14　上肢协调功能训练器

（2）体操棒与抛接球：改善上肢活动范围，提高肢体协调控制及平衡能力（图6-15）。

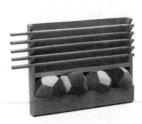

图6-15　体操棒与抛接球

（3）套圈：训练眼—手协调功能（图6-16）。

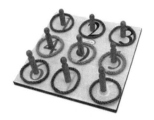

图6-16 套圈

（4）木插板：训练眼—手协调功能（图6-17）。

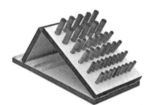

图6-17 木插板

（5）平衡板：训练平衡协调功能（图6-18）。

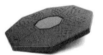

图6-18 平衡板

5.运动训练床

（1）训练床：训练床上运动（图6-19）。

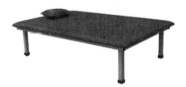

图6-19 训练床

（2）直立床：恢复站立训练（图6-20）。

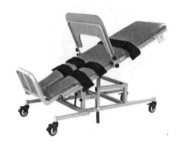

图 6-20　直立床

（3）功能牵引网架（床）：肌力、关节活动度训练及牵引治疗（图6-21）。

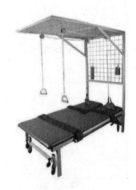

图 6-21　功能牵引网架（床）

（4）组合软垫：各种垫上运动，包括关节活动度、坐位平衡、卧位医疗体操及卧位肌力训练（图6-22）。

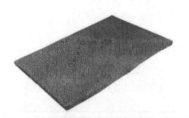

图 6-22　组合软垫

四、运动疗法的作用与应用

（一）运动疗法的作用

（1）运动疗法能促进人体血液循环，加快新陈代谢，提高机体免疫力。

（2）运动疗法能促进代偿功能的形成和发展，以弥补丧失的功能。

（3）运动疗法能提高神经系统的调节能力，改善情绪。

（4）运动疗法能提高呼吸功能，提高老年人的肺活量，增加吸氧量。

（5）运动疗法能改善心脑血管功能，使全身的血液循环和微循环得到改善。

（6）运动疗法能促进脂肪代谢，防止肥胖，降低老年人的血液黏度，减少血栓形成的危险。

（7）运动疗法能延迟骨骼的萎缩老化，提高关节的弹性和灵活性，预防骨质疏松。

（8）运动疗法能提高胃肠功能，促进胃肠蠕动及消化液分泌，增进食欲，预防便秘。

（9）运动疗法能推迟老年人的大脑老化，提高神经功能，还可以促进骨髓的造血功能。

（10）运动疗法能改善老年人的平衡能力，减少跌倒的危险，并能增进身心健康，使老年人心情舒畅，提高生活质量。

中医学认为，体育锻炼可以达到疏通经络、调和气血、安定精神、平衡脏腑、推迟老化、康复功能、延年益寿的目的。运动疗法与其他康复治疗方法相比，更适宜老年患者的家庭康复。因为运动疗法是老年人的自我治疗，由老年人自我锻炼，主动参加治疗，可以调动老年人的主观能动性，进而提高老年人对各种活动功能的调节和控制能力。

（二）运动疗法的临床应用

1. 适应证

（1）运动系统疾病：骨骼、肌肉、软组织疾病等导致的运动障碍。

（2）神经系统疾病：脑血管意外、脑性瘫痪、帕金森病、脊髓灰质炎后遗症等。

（3）内脏器官疾病：慢性阻塞性肺疾病、冠心病、高血压等。

（4）代谢障碍性疾病：肥胖、糖尿病、高脂血症等。

（5）其他：神经官能症、肿瘤术后恢复期等。

2. 禁忌证

极度衰弱、脏器功能失代偿期、感染性疾病、发热、剧烈疼痛、大出血倾向、运动中可能发生严重的并发症者。

五、运动疗法的注意事项

（一）掌握好适应证

运动治疗的效果与适应证的选择是否适当有关，应对不同的疾病应选择不同的运动治疗方法。例如，心脏病和原发性高血压患者应该以主动运动为主，如有氧训练、医疗体操；肺部疾病（如慢性支气管炎、支气管哮喘、肺气肿等）患者应该以呼吸体操为主；慢性颈肩腰腿痛的患者在手法治疗后，常常需要参加一些医疗体操，以巩固疗效，预防复发；肢体瘫痪性疾病如偏瘫、截瘫、儿童脑瘫、四肢瘫患者，除主动运动外，大多需要给予"一对一"的治疗，如神经发育疗法、运动再学习疗法等。

（二）注意安全防护

选择好训练场所，训练时要注意安全，避免跌倒损伤等意外事件的发生。

（三）遵循循序渐进原则

运动疗法的目的是改善患者的躯体功能，提高适应能力。因此，训练时运动内容应由少到多，程度由易到难，运动量由小到大，使之逐渐适应。

（四）鼓励患者持之以恒

与其他治疗方法（如手术、药物等）不同，大部分运动疗法项目需要经过坚持一段时间的治疗，才能显示出疗效，尤其是对年老体弱患者或神经系统损伤的患者。因此，在确定运动治疗方案后，坚持才能积累治疗效果，切忌操之过急或中途停止。应不断给予鼓励或采取激励方法，帮助患者树立与疾病做斗争的信心和勇气。

（五）注意个体化差异

虽然运动疗法的适用范围很广，但在具体应用时，仍需要根据不同的疾病、不同的对象（如性别、年龄、文化水平、生活习惯等），制订出具体的治疗方案，即因人而异、因病而异，并根据患者的实际情况进行动态调整，这样才能取得比较理想的治疗效果。

（六）在运动训练中出现不适

如头晕、心悸、气短等，应视情况休息或中止训练。高血压患者要随时监测血压，并及时与医生取得联系。

（七）及时评估及调整

运动疗法实施后，要根据患者的实际实施情况及时评估，了解该运动处方是否合适。根据评估的结果，及时调整治疗方案（如内容、持续时间、难易程度等），然后，再次实施，再次评估，再次调整，如此循环，直至治疗方案结束。一个良好的治疗方案应该将评估贯穿于治疗方案之中，既以评估开始，又以评估结束。

第二节　关节活动范围训练

一、关节功能评定与关节活动范围

关节功能评定主要是通过测定关节活动范围（Range of Motion，ROM）对关节功能进行评定。

关节活动范围是指关节运动时所通过的运动弧，常以度数表示，因此亦称关节活动度。关节活动范围分为主动的与被动的。主动的关节活动范围是指作用于关节的肌肉随意收缩产生的关节运动弧，被动的关节活动范围是指由外力使关节运动时所通过的运动弧。

引起关节活动范围异常的常见原因如下：关节、软组织、骨骼病损所致的疼痛与肌肉痉挛；制动、长期保护性痉挛；肌力不平衡及慢性不良姿势等所致的软组织缩短与挛缩；关节周围软组织瘢痕与粘连；关节内损伤与积液；关节周围水肿；关节内游离体；关节结构异常；各种病损所致的肌肉瘫痪或无力；运动控制障碍等。

（一）评定目的

ROM 测定的主要目的：发现、评定关节活动范围障碍的程度；分析可能的原因；为选择治疗方法提供参考，评定治疗效果。因此，ROM 测定是评定运动系统功能状态最基本、最重要的手段之一。

（二）测量工具及基本方法

1. 通用量角器

通用量角器测量是临床上应用最普遍的一种工具。量角器有两个臂，其中一个臂为固定臂，上有刻度；另一个臂为移动臂，上有指针，两臂由一轴心连接（图6-23）。测量时，在标准的测量姿势体位下，将量角器的中心点放置在代表关节旋转中心的骨性标志点，使关节绕一个轴心向另一个方向运动达到最大限度再将量角器的两臂分别放到两端肢体的长轴，即读出关节所处的角度。

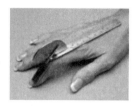

图 6-23 通用量角器

2. 方盘量角器

方盘量角器为以中央有圆形分角刻度的正方形木盘（图 6-24），其刻度自 0 点向左右各为 180°，中心有一可旋转的指针，后方的把手与刻度上的 0°~180° 连线平行。指针由于重心在下而始终指向上方，当把手与地面垂直时，指针指于 0 位。

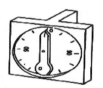

图 6-24 方盘量角器

测量关节活动范围时，应使肢体在垂直面上运动至最大幅度，关节的一端肢体处于水平面或垂直位，将方盘的一条边紧贴另一端肢体，使量角器一边与肢体长轴平行，方盘边缘的选择以使 0 点指向规定方向为准。测量时可以直接读出关节所处的角度。

确定关节活动范围应以 0 位做起点，这点十分重要。所有关节运动均是在 0° 开始并向 180° 方向增加。目前，此方法在临床上应用十分普遍。它的优点：①不必触摸关节骨性标志确定轴心。②操作简单。③正确使用时的误差小。④可适用于脊柱等难以适用普通测量计的部位。

二、关节活动方法

关节活动度的恢复训练是以维持正常或现存关节活动范围和防止挛缩、变形为目的，依靠肌肉主动收缩运动或借助他人、器械或自我肢体辅助来完成的一种训练方法。对于运动功能障碍的患者，为了预防关节挛缩和尽早使患者体会正常的运动感觉，在早期进行被动的关节活动度维持训练是非常必要的。

（一）被动性 ROM 训练

1.徒手训练

由康复人员对不能进行主动性 ROM 练习的患者进行操作。

以下介绍各主要关节的训练方法：

上肢被动运动

（1）肩关节被动屈伸训练。

• 屈曲：①患者仰卧位。②康复人员一手固定患者肘部或肩部，另一手握其腕部。③使患者举手向上过头，肘尽量伸直。④还原（图6-25）。

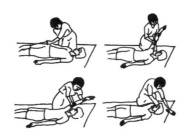

图 6-25 肩关节被动屈伸训练

• 伸展：①患者侧卧位。②康复人员一手放肩部，另一手持腕向后拉。③还原（图6-26）。

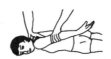

图 6-26 肩关节被动伸展训练

（2）肩关节被动外展、内收训练：①患者仰卧位。②康复人员一手持患者肘上部，另一手持患者腕部。③外展：上肢伸向外侧。④内收：上肢收到身体侧面（图6-27）。

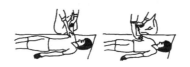

图 6-27 肩关节被动外展、内收训练

（3）肘关节被动屈伸训练：①患者仰卧位。②康复人员一手固定患者上臂，另一手持患者腕部。③将患者肘关节屈曲和伸展（图6-28）。

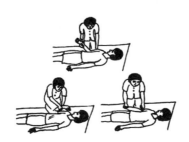

图6-28 肘关节被动屈伸训练

（4）前臂被动旋前旋后训练：①患者仰卧位，康复人员一手固定患者肘上部，另一手持患者腕部，将患者掌心对着自己的脸（旋后）。②然后转动手，使手背向着脸（旋前）（图6-29）。

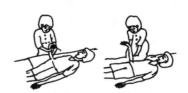

图6-29 前臂被动旋前旋后训练

（5）腕关节被动屈伸训练：①患者仰卧位，使其屈肘。②康复人员一手固定患者腕部，另一手握患者手掌。③使其做腕关节的屈曲和背伸运动（图6-30）。

图6-30 腕关节被动屈伸训练

（6）指关节被动屈伸训练：①患者仰卧位，使患者屈肘，前臂靠在康复人员身上。②康复人员一手握患者四指，另一手握其拇指，使其屈曲。③再使拇指伸直，然后依次分别运动其他四指（图6-31）。

图 6-31　指关节被动屈伸训练

下肢被动运动

（1）髋关节被动屈伸训练。

• 屈曲：①患者仰卧，膝关节伸直。②康复人员一手扶踝关节，另一手按膝关节上部，做髋关节屈曲。③此时如果患者的另一腿不能保持贴在床上，则由另一人压住，以便髋屈曲到尽量大的范围。④然后还原（图6-32）。

图 6-32　髋关节被动屈曲训练

• 伸展：①患者侧卧位。②康复人员一手托起大腿，另一手握住踝部，向后拉（图6-33）。

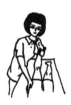

图 6-33　髋关节被动伸展训练

（2）髋关节被动外展内收训练：①患者仰卧位，膝伸直。②康复人员一手托患者踝部，另一手持患者腘窝处，使患者下肢外展。③然后向对侧推，越过身体中线后做内收。

注意：勿使患者对侧下肢抬起或转动。如此时另一下肢跟着运动，改为一手托腘窝做外展，用另一手压住患者另一下肢再将大腿内收（图6-34）。

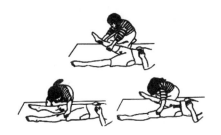

图 6-34　髋关节被动外展内收训练

（3）膝关节被动屈伸训练：①患者俯卧位。②康复人员一手压患者腘窝处，另一手托患者踝关节，使患者膝关节屈曲。③然后伸直（图 6-35）。

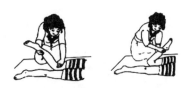

图 6-35　膝关节被动屈伸训练

（4）被动屈髋屈膝训练：①患者仰卧位。②康复人员一手托其腘窝处，另一手持踝关节，做屈髋屈膝动作。此时如另一下肢抬起或移动，改为一手放于腘窝处使其做屈髋屈膝，另一手压住另侧膝关节。③然后还原（图 6-36）。

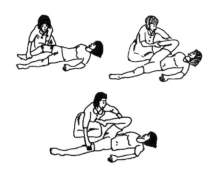

图 6-36　被动屈髋屈膝训练

（5）踝关节被动背屈跖屈训练：①患者仰卧位。②康复人员一手托患者踝关节，另一手拉足跟，使患者足背屈。③然后一手托踝关节，另一手下压足背，使其做跖屈（图 6-37）。以上被动运动训练均应在双侧分别进行。

图 6-37　踝关节被动背屈跖屈训练

2. 关节牵引

关节牵引是根据力学中作用力与反作用力的原理，利用手法、牵引装置或患者自身重量、体位等方法，使关节和软组织（肌肉）得到持续的牵伸，以解除肌肉痉挛，改善关节活动范围的治疗方法。该方法适应僵硬程度较重的关节，如腘绳肌牵引等（图6-38）。

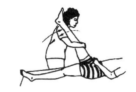

图 6-38　关节牵引——腘绳肌牵引

3. 持续性被动运动

持续性被动运动（CPM）是利用机械或电动活动等装置，对肢体关节进行早期、持续性、无痛范围内的被动活动。持续性被动运动可以缓解疼痛，改善关节活动范围，防止关节粘连和僵硬。该装置可设定关节牵引的角度、速度、持续时间。如下肢的持续性被动运动（图6-39）。

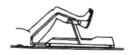

图 6-39　持续性被动运动

（二）助力运动

助力运动是指患者患肢尚无足够力量完成主动运动时，由康复人员、患者本人的健侧肢体或利用器械提供力量来协助患肢进行的一种运动。助力要与主动用力配合一致，避免以助力代替主动用力。遵循主动运动为主、助力运动为辅的原则。助力运动适宜在患者肌力和关节活动范围有所恢复时进行，促使关节活动范围进一步改善。最常用方式有滑轮，各种回旋器、水的浮力和康复人员的帮助。

1. 徒手性助力运动

徒手性助力运动在患者完成相应关节运动时给予适当的帮助，但更加强调患者的主动运动，以维持和改善患者关节活动范围（图 6-40）。

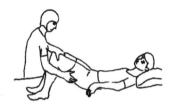

图 6-40　徒手性助力运动

2. 器械训练

器械训练是指借助杠杆原理，利用器械的助力，带动受限关节运动的方法。可选择的器械如肩关节练习器、肘关节练习器、踝关节练习器等（图 6-41）。

图 6-41　器械训练

3. 悬吊训练

利用牵引网架、绳索、挂钩将患肢悬吊起来，让其在去除肢体重量的情况下进行主动运动，以改善患者关节活动范围（图 6-42）。

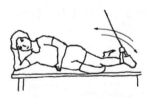

图 6-42　悬吊训练

4. 滑轮训练

滑轮训练是利用滑轮和绳索将患者患肢吊起，通过健侧肢体或沙袋帮助患侧肢体运动的方法（图 6-43）。

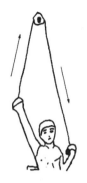

图 6-43　滑轮训练

5. 水中运动

水中运动是指借助水的浮力帮助患者完成关节助力运动及改善关节活动范围的方法（图 6-44）。

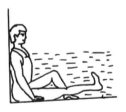

图 6-44　水中运动

（三）主动运动

在患者肌力和关节活动度允许的条件下，应积极进行主动的关节活动范围训练。最常用的是各种医疗体操，即根据关节活动受限的方向和程度设计的一些针对性很强的治疗动作，这些动作可徒手进行，也可借助简单的器械进行，如体操棒、肋木等。该方法对牵拉挛缩组织，改善早期关节活动受限效果明显，是增进关节活动范围最常用的方法。

1. 上肢运动

（1）肩关节屈曲：①患者立位或仰卧位，手平放于体侧。②手向前上抬起至举过头顶，还原（图 6-45）。

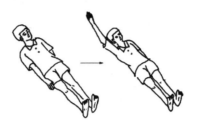

图 6-45　肩关节屈曲

（2）肩关节外展：①患者立位或仰卧位。②手外展平举。③随外展角度增大，上举头顶。④返回（图 6-46）。

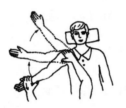

图 6-46　肩关节外展

（3）肩关节内、外旋运动：体位取肩关节内收、外展的中间位，将上臂贴近体侧，做手靠腹部的运动为内旋，做手靠床面的运动为外旋；肩关节 90° 外展位，手向头的方向运动为外旋，手向足的方向运动为内旋（图 6-47）。

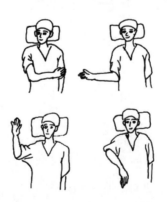

图 6-47　肩关节内、外旋运动

（4）肘关节屈曲运动：①患者坐位，手平放桌面上。②抬起手掌靠对侧肩部或下巴为屈曲（图 6-48）。

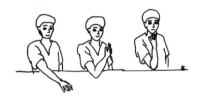

图 6-48　肘关节屈曲运动

（5）前臂旋前、旋后运动：①患者上臂靠近躯干，肘关节 90° 屈曲，置于桌面上，翻转掌心向下为旋前。②翻转掌心向上为旋后（图 6-49）。

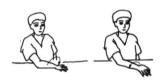

图 6-49　前臂旋前、旋后运动

（6）手指屈曲、伸展运动：①患者手指握拳，呈屈曲状。②患者手指张开，呈伸展状（图 6-50）。

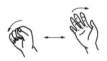

图 6-50　手指屈曲、伸展运动

2.下肢运动

（1）下肢屈曲伸展运动：①患者仰卧位，下肢伸展。②足底沿着床面向上滑动，保持膝立位，髋、膝、踝关节屈曲位（图 6-51）。

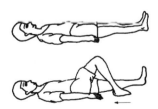

图 6-51　下肢屈曲伸展运动

（2）髋关节外展运动：①患者仰卧位，足尖向上。②两下肢左、右分开为外展。③患者侧卧位，足尖向前，一手扶住髋部。④下肢侧方上举外展（图6-52）。

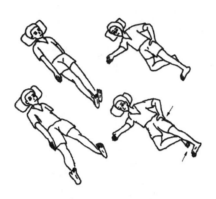

图 6-52　髋关节外展运动

（3）髋关节伸展运动：①患者膝关节屈曲90°，足底接触床面。②患者抬臀，臀部离开床面，向上抬起呈伸展位（图6-53）。

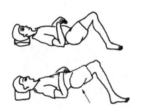

图 6-53　髋关节伸展运动

（4）髋关节外旋、内旋运动：①患者仰卧位，足尖倒向外侧做髋关节外旋。②足尖回到中立位。③足尖倒向内侧做髋关节内旋（图6-54）。

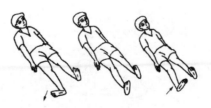

图 6-54　髋关节外旋、内旋运动

（5）膝关节屈曲运动：患者取俯卧位，足跟抬起靠近臀部为屈曲（图6-55）。

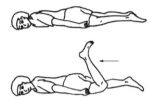

图 6-55　膝关节屈曲运动

（6）膝关节伸展运动：①患者坐在椅子上，足底着地，双手扶住固定物。②下肢抬起，完成膝关节伸展（图6-56）。

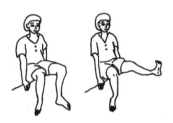

图 6-56　膝关节伸展运动

（7）足背屈、趾曲运动：①患者足尖尽量向上抬起为背曲。②患者足尖尽量向下为趾曲（图6-57）。

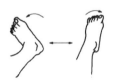

图 6-57　足背屈、趾曲运动

3.躯干运动

（1）躯干屈曲运动：①患者仰卧位，膝关节屈曲。②双手向前，躯干向前靠近膝关节为躯干屈曲（图6-58）。

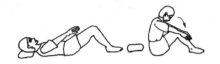

图 6-58　躯干屈曲运动

（2）躯干伸展运动：①患者俯卧位，固定好下肢。②胸部向上抬起为伸展（图 6-59）。如有腰痛则停止运动。

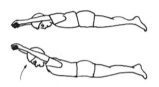

图 6-59　躯干伸展运动

三、关节活动注意事项

（1）掌握好适应证。

（2）选择安全的环境、轻松的心情、舒适的肢体位置对各个关节进行正确的运动。

（3）关节活动顺序应由近端至远端，从大关节至小关节依次进行。

（4）每个关节的活动均在各个轴面上进行，并在最大角度时保持 4～5s。每个轴面的运动至少进行 5～10 遍，每日 2 次。

（5）操作人员应动作轻柔、缓慢，逐步增大活动范围，保证无痛，这对截瘫患者尤为重要，以防过度用力出现骨折、肌肉拉伤等二次损伤。

（6）操作人员应采取规范的手法，一手固定其近端关节以防止代偿性运动，另一手尽量做接近正常范围的关节运动。

（7）关节有急性炎症、肿胀、骨折、异常活动时应中止训练。

（8）在训练中出现不适，如头晕、心悸、气短等，应视情况休息或中止训练。高血压患者要随时监测血压，并及时与医生取得联系。

（9）注意安全防护，避免跌倒坠床等意外事件的发生。

（10）遵循循序渐进原则，使患者逐渐接受并适应。

（11）充分调动患者的积极性，鼓励其持之以恒。在确定治疗方案后，要坚持才能积累治疗效果，切忌操之过急或中途停止。应不断给予鼓励或采取激励方法，帮助患者树立起与疾病作斗争的信心和勇气。

（12）注意个体化差异，并根据患者的实际情况进行动态调整。

第三节　肌力增强训练

肌力增强训练是指根据患者现有的肌力水平，运用运动的手段，让肌肉反复收缩，以维持或提高肌肉收缩力量的训练方法。有目的地进行肌力训练，能有效地恢复肌肉的功能和增强肌肉的力量，还可以保护关节、支撑脊柱和防止继发性损伤。老年慢性病患者肌力下降、失用性肌萎缩、脑血管疾病、糖尿病、关节病及正常老年人都需要练习肌肉的力量。

一、肌力及肌力测定

肌力是指肌肉主动运动时的力量。

肌力测定是测定受试者在主动运动时肌肉或肌群的力量，借以评定肌肉的功能状态。肌力测定对肌肉骨骼系统、神经系统受损，尤其对周围神经受损的功能评定十分重要。肌力测定的主要目的是评价各种原因引起的肌肉功能损害的范围及程度，评定康复治疗的效果。

肌力检查时令患者做肢体伸缩动作，检查者从相反方向给予阻力，测试患者对阻力的克服力量，并注意两侧比较。根据肌力的情况，一般均将肌力分为以下 0～5 级，共 6 个级别：

0 级：完全瘫痪，测不到肌肉收缩。

1 级：仅测到肌肉收缩，但不能产生动作。

2 级：肢体能在床上平行移动，但不能抵抗自身重力，即不能抬离床面。

3 级：肢体可以克服地心引力，能抬离床面，但不能抵抗阻力。

4 级：肢体能做对抗外界阻力的运动，但不完全。

5 级：肌力正常。

不同程度的肌力减退可以分为完全瘫痪和不完全瘫痪（轻瘫）。

不同部位或不同组合的瘫痪可分别命名为：

单瘫：单一肢体瘫痪，多见于脊髓灰质炎。

偏瘫：为一侧肢体（上、下肢瘫痪）常伴有一侧颅神经损害，多见于颅内损害或脑卒中。

交叉性偏瘫：为一侧肢体瘫痪及对侧颅神经损害，多见于脑干病变。

截瘫：为双下肢瘫痪，是脊髓横贯性损伤的结果，多见于脊髓外伤、炎症。

二、肌张力及肌张力评估

肌张力是指肌肉组织在静息状态下的一种不随意的、持续的、微小的收缩。正常人无论是在睡眠中还是进行各种活动时，肌肉都处于不同程度的紧张状态，肌肉的这种紧张度称为肌张力。肌张力是维持身体各种姿势及正常活动的基础。

根据身体所处的不同状态，肌张力可分为静止性肌张力、姿势性肌张力、运动性肌张力。静止性肌张力的检查是在安静状态下观察肌肉的外观、触摸肌肉的硬度、被动过伸运动时活动受限程度及其阻力来判断；姿势性肌张力是在患者变换各种体位过程中，观察肌肉的阻抗及肌肉的调整状态；运动性肌张力是在患者完成某一动作过程中，检查相应关节的被动运动阻抗。肌痉挛是张力增高的一种类型。

肌张力异常主要表现为低张力和痉挛。根据肌张力不同程度的特征，可以将其分为 0~5 级，共 6 个级别。

0 级：中重度低张力。

1 级：轻度低张力。

2 级：正常肌张力。

3 级：轻度痉挛。

4 级：中度痉挛。

5 级：重度痉挛。

（一）正常肌张力特征

（1）近端关节可以进行有效的同时收缩。

（2）具有完全抵抗肢体重力和外来阻力的运动能力。

（3）将肢体被动地放置在空间某一位置上，有保持肢位不变的能力。

（4）能够维持主动肌和拮抗肌间的平衡。

（5）具有随意使肢体由固定到运动和在运动过程中变为固定姿势的能力。

（6）需要时可以完成某肌群的协同动作，或某块肌肉的独立运动能力。

（7）被动运动时有一定的弹性和轻度抵抗性。

（二）肌肉低张力特征

（1）肌张力低下，主动肌和拮抗肌同时收缩减弱或消失。

（2）抗肢体重力能力减弱或消失。

（3）肌力降低或消失。

（三）肌痉挛的特征

（1）被动运动时诱发伸张反射。

（2）对被动运动产生抵抗。

（3）主动肌和拮抗肌的肌张力平衡破坏。

（4）可动范围减少，主动运动减弱或消失。

（四）肌张力评定

肌张力的评定方法有手法检查、摆动和屈曲维持试验、电生理技术等。手法检查不需要任何仪器和设备，操作简单方便，是临床上较为常用的方法，适合于各级单位使用。手法检查根据肢体进行被动运动时所感受的阻力来对肌张力进行分级评估。

1. 临床分级

肌张力临床分级是一种定量评估方法，检查者根据被动活动肢体时所感觉到的肢体反应或阻力将其分为 0 ~ 4 级（表 6-1）。

表 6-1　肌张力分级

等级	肌张力	标准
0	软瘫	被动活动肢体无反应
1	低张力	被动活动肢体反应减弱
2	正常张力	被动活动肢体反映正常
3	轻、中度高张力	被动活动肢体有阻力反应
4	重度高张力	被动活动肢体有持续性阻力反应

2. 痉挛分级

传统的痉挛分级方法主要是根据痉挛的程度，分为轻度（S）、中度（SS）、重度（SSS）3 个等级，由于这种方法只能大致区分痉挛，比较粗略，目前应用较少。现大多采用 Ashworth 痉挛量表（表 6-2）。

表 6-2　Ashworth 痉挛分级

等级	标准
0	肌张力不增加，被动活动患侧肢体在整个范围内均无阻力
1	肌张力轻度增加，被动活动患侧肢体有轻微的阻力
2	肌张力中度增加，被动活动患侧肢体阻力较大，但仍然较容易活动
3	肌张力重度增加，被动活动患侧肢体比较困难
4	肌张力极度增加，患侧肢体不能被动活动，肢体僵硬于屈曲或伸展位，不能活动

三、肌力训练的应用范围

（1）防止废用性肌萎缩。

（2）防止肢体创伤炎症时的肌萎缩。

（3）促进神经系统损害后的肌力恢复。

（4）维持肌肉功能有选择地增强肌力、调整肌力平衡。

（5）矫正原发性脊柱畸形及平足，增强躯干肌力，调正腹、背肌平衡、增加脊柱的稳定性，防止颈椎病及各种慢性腰痛。

（6）增强腹肌，改善呼吸功能，防止内脏下垂。

四、肌力训练的意义

（1）失用性肌纤维经训练后恢复其形态和功能。

（2）促进神经再生后对变性肌肉的再支配。

（3）发展辅助肌及其他肌肉的代偿功能。

（4）使残存肌纤维代偿性肥大。

五、肌力训练的方法

（一）被动运动训练

肌力评定在 0~1 级时，患者无法支配自己的肌肉收缩，需完全由康复人员徒手或使用器械对肌肉进行刺激，应用推、捏、揉、拿等进行传递神经冲动的练习，以延缓肌肉萎缩和引起瘫痪肌肉的主动收缩。

（二）助力运动训练

肌力评定在 1~2 级时，有病肢体本身不能完成一个动作，可以采用助力运动训练方法，即在肌肉收缩的同时给予外力的帮助，使其完成较大范围的肌肉和关节运动。助力可以由康复人员，也可以由患者的健侧肢体，还可以利用特殊器械提供。注意助力不等于包办，必须患者自己先尽力，防止被动运动代替助力运动。助力运动训练包括徒手助力运动、悬吊助力运动、浮力助力运动。

（三）主动运动训练

主动运动训练是指患者运动时既不需要助力，也不用克服外来阻力。肌力评定达到 3 级时，要鼓励患者主动用力来进行训练。主动运动训练对肌肉、关节和神经系统功能恢复作用明显，方法多样，便于操作，应用广泛。

上述 3 种运动训练方法参照关节活动方法训练。

（四）抗阻运动训练

肌力评定在 4 级时，肌肉不但能够抗自身重力，还能抗阻力运动，主要是康复人员徒手或利用康复运动器械增加阻力，如哑铃、沙袋、拉力器等，来促进肌纤维增粗，对恢复肌肉的形态和功能具有良好的疗效。本节重点介绍抗阻运动的训练方法。

1. 上肢屈肌的抗阻训练方法

（1）徒手抗阻训练：①患者取坐位，康复人员一手固定患者腕部，一手固定肩部。②患者主动抬起上肢，达到极限时，康复人员在前臂给予阻力（图 6-60）。

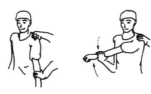

图 6-60 肩关节屈曲徒手抗阻训练

（2）沙袋抗阻训练：①患者取坐位，上肢自然下垂，在腕关节处放置沙袋。②上肢上举至水平位，每次停顿 3～5s（图 6-61）。

图 6-61 肩关节屈曲沙袋抗阻训练

（3）自主抗阻训练：①一手上肢上举至水平位。②用对侧手掌用力压上臂 3～5s（图 6-62）

图 6-62 肩关节屈曲自主抗阻训练

2.前臂屈肌的抗阻训练方法

（1）徒手抗阻训练：①患者前臂旋后位，康复人员一手扶住患者前臂远端，一手在患者上臂近端固定。②令患者向上抬起前臂，使肘关节屈曲，康复人员在前臂处施加阻力，每次停顿 2~3s（图 6-63）。

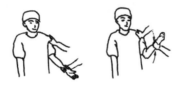

图 6-63　前臂屈肌徒手抗阻训练

（2）沙袋抗阻训练：①患者坐位，上肢平放在桌面上，在腕关节处放置沙袋。②令患者向上抬起前臂，使肘关节屈曲，每次停顿 2~3s（图 6-64）。

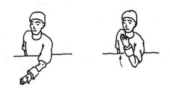

图 6-64　前臂屈肌沙袋抗阻训练

（3）自主抗阻训练：①患者取坐位，肘部抬起。②用手掌用力压对侧前臂 3~5s（图 6-65）。

图 6-65　前臂屈肌自主抗阻训练

3.大腿伸肌的抗阻训练方法

（1）徒手抗阻训练：①患者取椅坐位，小腿下垂，康复人员一手放在患者小腿远端处，一手放在大腿处。②令患者上身坐直，尽量抬起小腿，使膝关节伸直，康复人员在小腿处施加阻力（图 6-66）。

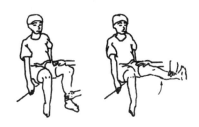

图 6-66 大腿伸肌的徒手抗阻训练

（2）沙袋抗阻训练：①患者坐在椅子上，下肢自然下垂，在小腿远端处放置沙袋。②令患者上身坐直，尽量抬起小腿，使膝关节伸直（图6-67）。

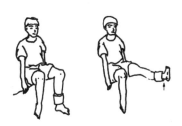

图 6-67 大腿伸肌的沙袋抗阻训练

（3）自主抗阻训练：①患者取仰卧位，小腿下垂，双腿交叉。②放在上面的腿向下挤压需要增强肌力的下肢，同时，放在下面的腿向上抬起，使膝关节伸展（图6-68）。

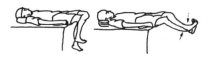

图 6-68 大腿伸肌的自主抗阻训练

4.膝关节屈曲抗阻的训练方法

（1）徒手抗阻训练：①患者俯卧位，令患者将膝关节垂直地向上抬起屈曲。②康复人员一手固定患者臀部以防上抬，一手在患者小腿远端处施加阻力（图6-69）。

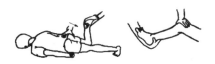

图 6-69 膝关节屈曲徒手抗阻训练

（2）沙袋抗阻训练：①患者俯卧位，为防止患者臀部上抬，可圆心固定，小腿远端处放置沙袋。②令患者将膝关节垂直地向上抬起，能屈曲到 60° 效果最好（图 6-70）。

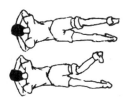

图 6-70　膝关节屈曲沙袋抗阻训练

（3）自主抗阻训练：①患者坐在椅子上，双足交叉着地。②相互牵引用力，上面的向下用力，下面的向上使劲（图 6-71）。

图 6-71　膝关节屈曲自主抗阻训练

六、肌力训练时的注意事项

（1）向患者及家属讲解训练的目的和方法，鼓励患者积极配合。

（2）采取适当的姿势、体位、训练方法及动作进行的速度和重复次数等。

（3）注意调节和调整阻力施加的部位、方向、强度等。

（4）肌力下降同时伴有肌痉挛的患者不应强调单块肌肉的肌力训练，以免加重痉挛程度。

（5）掌握正确的运动量，训练应在无痛和轻度疼痛的状况下进行。

（6）避免代偿运动。肌力训练过程中，治疗师可利用徒手或固定等方法来抑制患者出现代偿动作。

（7）注意心血管反应，训练中不应屏气，以防发生心血管问题；对于有心血管问题的高危患者尤其要加强预防措施。用力时要吸气、放松时将气体慢慢呼出。

（8）掌握肌力训练的适应证和禁忌证，老年人尤其是合并严重的心血管疾病患者、身体虚弱者等高危人群应在良好的指导下进行训练，并在训练中密切观察患者的情况，严防意外发生。局部关节、肌肉、肌腱、韧带等损伤未愈合，红肿明显者不宜训练。

（9）避免过度训练：每次训练均要引起一定程度的肌肉疲劳，才能通过超量恢复达到增强肌力的目的，但原则上以训练后的第 2 天患者不感到疲劳和疼痛为宜。

（10）做好详细、正确的训练记录。

第四节　耐力训练

一、概述及意义

耐力是指人体持续进行某一活动的能力，包括肌肉耐力和全身耐力。肌肉耐力是指肌肉持续进行某项特定收缩任务的能力，其大小可以用从开始收缩直到出现疲劳时已经收缩了的总次数或所经历的时间来衡量，即所用时间的长短来衡量力量的大小。全身耐力是以心肺功能、有氧代谢能力作为基础能力的人体综合耐力。

日常生活中老年人或慢性病患者因为耐力差，稍微活动一下就心跳呼吸加快，更不可能进行长跑、爬山等高耐力的活动。因此，加强老年人的耐力训练，不仅可提高人体的心肺功能和有氧代谢水平，有助于康复，还能提高生活质量。

二、耐力训练的方法

（一）肌肉耐力训练方法

肌肉耐力训练与肌力训练有不少共同之处，主要表现在肌肉运动形式上。

1. 等长收缩练习

等长收缩练习，又称静力性练习，即在关节不动的情况下进行训练。患者背靠墙、扎马步半蹲，用长时间小的静力，训练大腿的耐力；仰卧位抬起下肢呈 45°，训练腹肌的耐力；俯卧位上半身悬空，双手放于颈后，一人压住其足踝训练腰背肌耐力（图 6-72）。训练时应逐渐延长训练的持续时间，直至肌肉出现疲劳为止，每天 1～2 次，每次 20～30min。

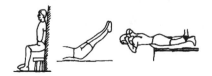

图 6-72　耐力训练（等长收缩练习）

2. 等张收缩练习

等张收缩练习，又称动力性练习，与静力性收缩相反，关节有活动。可以徒手，也可以用器械练习。徒手方法有：俯卧撑（练习上肢、肩背和腹部肌肉的耐力）、下蹲站起（练习腿肌和臀肌的耐力）、仰卧起坐（练习腹肌的耐力）等。或用器械、哑铃、沙袋等，如长 1m 的胶带，一头固定于其他固定物上，根据需要进行针对某一肌群的耐力练习，尽量反复牵拉直至疲劳，休息 2～3min，重复 3～4 组，每天一次（图6-73）。

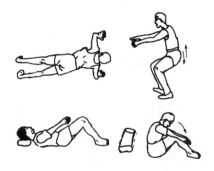

图 6-73　耐力训练（等张收缩练习）

3. 等速收缩练习

等速收缩练习需要在专门的等速训练器上进行，训练时先将等速训练器的阻力调节至低水平（较低负荷），然后做快速重复运动，对增强肌肉耐力效果较明显。例如，在阻力调节至低水平时，速度调节至 30 次 /min，每组尽量重复运动，直至力矩为开始读数时的 0% 为止。每次训练 3 组，间隔休息 1～2min，每天一次，每周练习3～5d。

（二）全身耐力训练的方法

全身耐力训练通常指有氧运动。老年人应该常做有氧运动。

有氧运动是指人体在氧气充分供应的情况下进行的体育锻炼。即在运动过程中，人体吸入的氧气与需求相等，达到生理上的平衡状态。简单来说，有氧运动是指任何富有律性的运动，其运动时间较长（15min 或以上），运动强度在中等或中上等的程度（最大心率的 75% ~ 80%）。其训练时间一般为 20 ~ 30min，运动强度不宜过大。常采用大肌群运动，如步行、快走、慢跑、骑自行车、爬楼梯、划船、游泳、登山、跳健身舞、跳绳、做韵律操等。中国传统的运动方式如太极拳、八段锦等，都属此类运动。有氧运动的特点是强度低、有节奏、不中断和持续时间长。同举重、赛跑、跳高、跳远、投掷等具有爆发性的非有氧运动相比，有氧运动是一种恒常运动，是持续 5min 以上还有余力的运动。

运动频度采取每天训练或隔天训练为宜，常用方法有以下几种：

1. 步行

步行是简便易行而有效的有氧训练方法，这种全身性的运动可以提高心肌收缩力，改善冠状动脉粥样硬化，同时可降低血压，调节血脂，调控血糖。已被广泛用于手术后的早期下床和年老体衰、重病初愈、老年慢性病患者。步行速度一般宜中等偏快，全身放松，时间每次 15 ~ 30min。其目的是促使精神、躯体肌肉的放松和对心脏进行温和的锻炼。若快步行走（步速每分钟超过 100 步），也可使心率明显增快，对心肺功能有一定影响。步行也可分为平地步行和坡地步行，坡地步行比平地步行对心肺功能锻炼和代谢能力的影响更大。需要提醒的是，对于腿脚不便的老年人来说，快步走也可双手使用手杖，使运动更协调平稳。

2. 健身跑

健身跑是指为了达到健身目的而进行的慢跑，关键在于确定运动强度。健身跑的常用方法有以下几种：

（1）间歇健身跑：慢跑和行走交替进行的一种过渡练习。一般从跑 30s、行走 30 ~ 60s 开始，逐渐增加跑步时间，反复进行 10 ~ 30min。

（2）短程健身跑：固定的短程距离一次跑完。一般从 50m 开始训练，然后每 3 ~ 7d 增量 1 次（50m/ 增量），速度一般为 30 ~ 40s 跑 100m，或因人而异适当调整。当距离已达 1 000m 以上时不再增加，而以加快跑速来增加运动强度。

（3）常规健身跑：按照个人的治疗目的进行的长于 1 000m 的慢跑。先从 1 000m 开始，待适应后每周增加 100m，一般增至 3 000 ~ 5 000m 即可。速度可掌握在 8min 内跑完 1 000m。以上健身跑适合每天或隔天进行 1 次，若间隔 4d 以上，应从低一级开始。

3. 骑自行车

自行车锻炼的好处是不限时间、不限速度。由于自行车运动是需要大量氧气的运动，所以还可以强化心脏功能。同时还能防止高血压，有时比药物更有效。踩自行车压缩血管，使得血液循环加速，大脑摄入更多的氧气，再加上吸入大量新鲜空气，会觉得大脑思路更清晰，神清气爽。

4. 太极拳

太极拳融合了力量、平衡、姿势及凝神静气等要素，属于一种轻量级有氧运动项目，主要有以下好处：维持心肺耐力；增加身体柔软度；改善老年人的平衡能力、摇摆能力；对关节炎、骨质疏松、类风湿性关节炎以及冠状动脉硬化有一定疗效；对老年人的自我意识、自信心、睡眠、懊丧情绪等方面均有改善和提高。

5. 游泳

近些年来，随着人们生活水平的不断提高，很多中老年人全年参加游泳锻炼，已逐渐成为一种时尚。医学界也把游泳作为医治某些慢性病的手段。游泳对人的新陈代谢、体温调节、心血管系统、呼吸系统都有积极的作用。特别是那些年龄较大，有关节疼痛，不便参加慢跑、登山等运动的老人来说，游泳更是一个合适的项目。活动对于减缓细胞的老化、防治老年忧郁症也有着积极的意义。但是，在参加游泳锻炼时也要讲求实效，注重科学，结合个人具体情况合理安排。

三、耐力训练的注意事项

（1）进行耐力训练前后均要做准备活动和热身运动。

（2）耐力训练是人体功能逐步适应高强度负荷的一个过程，其训练强度、训练时间必须循序渐进。运动量过小达不到康复效果，运动量过大则损害身体健康。

（3）耐力训练长期坚持才能达到预期效果，故训练须持之以恒。

（4）选择适合患者的项目进行，注意安全。

（5）耐力训练不要在饱餐后进行。

（6）高血压、心脏病患者训练时尽量不要屏气。

第五节　平衡与协调能力训练

平衡与协调是康复训练的重要内容之一。平衡的好坏能直接或间接地影响患者身体控制和日后的生活自理能力。协调决定了动作过程是否准确和流畅。

平衡状态是指物体所受到来自各个方向的作用力与反作用力大小相等，使物体处于一种稳定的状态。平衡功能是指在不同的环境和情况下，自动调整姿势，维持身体稳定的过程。为使活动能够平稳准确，则必须具有良好的协调能力。因此，平衡与协调功能共同维持着人体的正常活动。

一、平衡与协调的评定

医学范畴内的平衡（Balance Equilibrium）包括两个方面：一是指人体处于一种姿势或稳定状态，属于静态平衡；二是指人体在运动或受到外力作用时，能自动地调整并维持姿势的一种能力，属于动态平衡。维持静态平衡需要肌肉的等长收缩，动态平衡需要肌肉的等张收缩。协调（Coordination）是指人体产生平滑、准确、有控制的运动能力，对协调运动能力的评定包括多个方面，如按照一定的方向和节奏，采用适当的力量和速度，达到准确的目标等。协调和平衡密切相关。中枢神经系统中参与协调控制的部位主要在小脑、基底节、脊髓后索。协调功能障碍又称为共济失调，根据中枢神经中不同的病变部位分为小脑性共济失调，基底节共济失调，脊髓后索共济失调。

（一）平衡的评定

1. 观察

（1）静止状态下在不同体位时能否保持平衡，包括睁、闭眼坐，睁、闭眼站立（Romberg's征），双脚并立站立，双脚脚跟碰脚尖站立，单脚交替站立等。

（2）运动状态下在活动状态下能否保持平衡。例如，坐、站立时移动身体在不同条件下行走，包括脚跟碰脚尖、足跟行走、足尖行走、走直线、侧方走、倒退走、走圆圈、绕过障碍物行走等。

2. 量表

临床应用比较普遍的平衡评定量表有 Berg 量表（Berg Balance Scale）、Tinnetti 量表（Performance-oriented Assessment of Mobility）以及"站起走"计时测试（the Time "Up & Go" Test）。Berg 量表和 Tinnetti 量表既可以评定被测试对象在静态和动态状态下的平衡功能，又可以用来预测正常情况下摔倒的可能性。其中 Berg 量表有14 个项目，需要 20min 完成，满分 56 分，低于 40 分提示有摔倒的危险。Tinnetti 量表有 18 项，其中 10 项为平衡评定，8 项为步态评定，不到 15min 即可完成，满分44 分，低于 24 分提示有摔倒危险。"站起—走"计时测试主要评定被测试者座椅站起，向前走 3m，折返回来的时间以及在行走中的动态平衡。

3. 平衡测试仪

平衡测试系统也称为计算机动态姿势图（Computerized Dynamic Posturography，CDP）。平衡测试仪通过系统控制和分离各种感觉信息的输入来评定躯体感觉、视觉和前庭系统对于平衡及姿势控制的作用与影响，其结果以数据与图的形式显示。姿势图能精确地测量人体重心位置、移动的面积和形态，评定平衡功能障碍或病变的部位和程度，可评定康复治疗的效果，同时，平衡测试仪本身也可用作平衡训练。其主要性能包括以下几个方面：

（1）静态平衡测试。在睁眼、闭眼、外界视动光的刺激下，测定人体重心平衡状态，主要参数包括；重心位置，重心移动路径总长度和平均移动速度，左右向（x 轴向）和前后向（y 轴向）重心位移平均速度，重心摆动功率谱，睁眼、闭眼重心参数比值等。

（2）动态平衡测试。被测试者以躯体运动反应跟踪计算机荧光屏上的视觉，保持重心平衡；或者，在被测试者无意识的状态下，支撑面突然发生移动（如前后水平方向，前上、后上倾斜），了解集体感觉和运动器官对外界环境变化的反应以及大脑感知觉的综合能力。

（二）协调的评定

判断有无协调障碍主要是观察被测试对象，在完成指定的动作中有无异常，如果出现异常即为共济失调。

1. 指鼻试验

被测试对象用自己的示指，先接触自己的鼻尖，再去接触检查者的示指。检查者通过改变自己示指的位置，来评定被测试对象在不同平面内完成该试验的能力。

2. 指 – 指试验

检查者与被测试对象相对而坐，将示指放在被测试对象面前，让其用示指去接触检查者的示指。检查者通过改变示指的位置，来评定被测试对象对方向、距离改变的应变能力。

3. 轮替试验

被测试对象双手张开，一手向上，一手向下，交替转动；也可以一侧手在对侧手背上交替转动。

4. 示指对指试验

被测试对象双肩外展90°，伸肘，再向中线运动，双手示指相对。

5. 拇指对指试验

被测试对象拇指依次与其他四指相对，速度可以由慢渐快。

6. 握拳试验

被测试对象双手握拳、伸开。可以同时进行或交替进行（一手握拳，一手伸开）。速度可以逐渐增加。

7. 拍膝试验

被测试对象一侧用手掌，对侧握拳拍膝；或一侧手掌在同侧膝盖上做前后移动，对侧握拳在膝盖上做上下运动。

8. 跟—膝—胫试验

被测试对象仰卧，抬起一侧下肢，先将足跟放在对侧下肢的膝盖上，再沿着胫骨前缘向下推移。

9. 旋转试验

被测试对象上肢在身体一侧屈肘 90°，前臂交替旋前、旋后。

10. 拍地试验

被测试对象足跟触地，脚尖抬起做拍地动作，可以双脚同时或分别做。进行上述检查过程中主要观察动作的完成是否直接、精确、时间是否正常，在动作的完成过程中有无辨距不良、震颤或僵硬，增加速度或闭眼时有无异常。评定时还需要注意共济失调是一侧还是双侧，什么部位最明显（头、躯干、上肢、下肢）、睁眼闭眼有无差别。

二、平衡与协调障碍的分类

（一）平衡的分类

1. 静态平衡

静态平衡指的是人体或人体某一部位处于某种特定的姿势，例如坐或站等姿势时保持稳定的状态。

2. 动态平衡

动态平衡包括 2 个方面：

（1）自动态平衡：人体在进行各种自主运动，例如由坐到站或由站到坐等各种姿势间的转换运动时，能重新获得稳定状态的能力。

（2）他动态平衡：人体对外界干扰，例如推、拉等产生反应、恢复稳定状态的能力。

（二）协调运动障碍的分类

协调功能障碍称为共济失调，有 3 种。

1. 前庭性

会伴发眩晕。

2. 感觉性

深感觉障碍，患者不能意识到动作中肢体的空间位置，也丧失重要的反射冲动。

3. 小脑性共济失调

特点是有共济失调的体征，但与视觉（睁眼闭眼）无关。

三、平衡与协调的训练原则

（一）平衡训练的基本原则

（1）支撑面由大到小。

（2）重心由低到高。

（3）从静态平衡到动态平衡。

（4）从自动平衡到他动平衡。

（5）从睁眼到闭眼。

（6）从有意识到无意识。

（7）程度由易到难。

（8）由最稳定到最不稳定。

（9）从无头颈活动到有头颈参与活动。

（10）系统有序：坐位—爬行位—双膝跪位—立位。

（二）协调性训练要点

（1）一定要完成具体的练习任务。

（2）循序渐进。

（3）重复性原则。

（4）注意个体化差异。

（5）单个动作练习，先分解，后组合。

（6）做好相关动作练习，如步行练习前的各关节单个或组合性练习，或书写练习前将钉子插入小孔等。

四、平衡训练方法

（一）保持坐位的平衡训练

1. 静态坐位平衡训练

患者取端坐位，双手放两边，维持静态的坐位平衡。对于坐力平衡不稳或者有安全隐患的患者旁边应有专人保护（图 6-74）。

2. 动态坐位平衡训练

①患者取端坐位。②在有保护的前提下自主进行躯干的屈、伸、倾斜及旋转，为自动动态平衡（图 6-75）。③在自动动态平衡的基础上可逐步过渡到他动动态平衡，即由训练者推拉患者的身体以破坏其平衡，诱发平衡反应。注意安全防护。

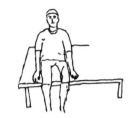

图 6-74 静态坐位平衡训练

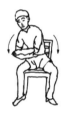

图 6-75 动态坐位平衡训练

（二）手膝位平衡训练

①患者双手双膝着地。②将身体前、后、左、右移动。③分别抬起一侧上下肢（图 6-76）。此训练是患者平地移动动作前的准备训练。

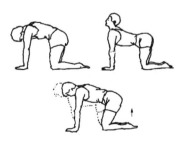

图 6-76 手膝位平衡训练

（三）跪位平衡训练

跪位平衡训练可训练患者对头、躯干、骨盆的控制能力。①患者跪于床面，双手交叉，上肢伸展。②肩关节屈曲，躯干后仰。③维持平衡，双手及躯干向两侧倾斜。④缓慢坐下，重复以上动作（图6-77）。

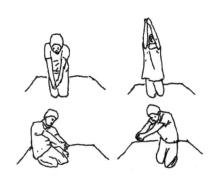

图6-77　跪位平衡训练

（四）单膝立位平衡训练

①患者跪于床面，双手交叉，上肢伸展，康复人员在患者的患侧保护。②上肢上举，健侧下肢向前踏出，维持身体站立。③回到跪位，患侧下肢向前踏出，康复人员固定患者膝关节及骨盆（图6-78）。

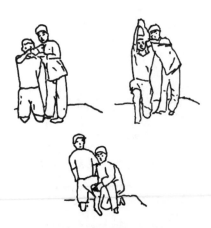

图6-78　单膝立位平衡训练

（五）保持站立位的平衡训练

站立位的平衡训练是为步行做准备的训练。

①先训练双足站立的静、动态平衡，再训练单足站立的静态平衡，其次训练其身体前后、左右的重心转移动作。②康复人员站在患者侧方，双手把持患者上肢，令另一侧上、下肢向侧方抬起（图6-79）。训练中让患者立于平衡板上，面对姿势镜，帮助患者了解和矫正异常姿势。

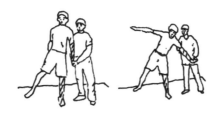

图6-79　站立位平衡训练

（六）平行杠内的平衡训练

①患者健侧手握平衡杠站立，然后健侧手离开平衡杠，逐渐延长时间。②患者下肢分开站立，将身体向患侧移动重心，使患侧负担体重。③患者下肢前后站立，将身体重心前后移动，练习前后重心的转移动作。④患侧足前后交替踏出，负担体重移动重心，也可用健侧足练习（图6-80）。

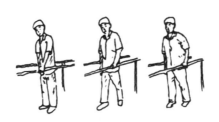

图6-80　平行杠内的平衡训练

（七）平衡板上训练

在平衡板上训练，对平衡能力的要求更高一些。让患者站在平衡板上，随着平衡板的摇动，保持平衡。可以诱发患者头部、四肢和躯干的调整反应（图6-81）。

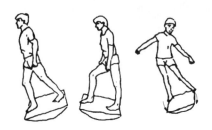

图 6-81 平衡板上训练

五、平衡能力训练的注意事项

（1）坐位平衡是体位平衡的先决条件。在安全的前提下尽量鼓励老年人自己完成。老年人在坐位平衡训练开始时，可先用靠背架或用折叠的棉被支持，然后屈膝就坐或在床边两腿垂下而坐，以后再去掉靠背架，并尽量老年人自己完成。若老年人不能独立完成时，家属可在床上系一节力带，以备老年人自行拉带坐起，或者可在床边自制栏杆，老年人可拉杆坐起。待老年人坐起后，再由家属扶持，或坐在床边，脚下用小凳垫起。

（2）立位平衡训练按一定步骤进行，不能操之过急。立位平衡训练开始时，家属要注意扶持，经过一个阶段练习，再逐步减少辅助，但还要注意安全，防止老年人摔倒、骨折或关节脱位等事故发生。

（3）立位平衡训练初期，老年人也可借助手杖等辅助用具训练。老年人瘫痪的下肢恢复不良、体力不佳或小脑功能障碍时，可使老年人无论坐位还是立位，都表现有倾斜现象，这些老年人站立或行走时，宜使用手杖。

（4）初期练习时，老年人常有恐惧心理，唯恐移动时疼痛、跌倒等。因此，一方面要积极鼓励老年人，另一方面要使老年人练习逐步深入，切不可心急。

（5）训练时面对姿势镜，要求患者放松，消除恐惧心理。

（6）做好安全防护工作。

（7）训练时循序渐进，由易到难，由最稳定的体位过渡到最不稳定的体位。

（8）掌握好适应证及禁忌证，选择合适的方法与辅助用具。

第六节　步行训练

步行训练是针对老年人、慢性病患者疾病的特点，利用各种康复手段，最大限度地帮助患者提高步行能力，矫正异常步态，促进患者独立转移，提高生活质量，早日回归家庭和社会的训练方法之一。

步行是人们日常活动中不可缺少的重要部分，是人体转移的重要方式。运动系统疾病和神经系统疾病患者都会出现步行功能障碍，这在老年人中尤其多见，针对这类患者进行必要的步行功能训练是老年护理的重要内容。

步行时需要下肢具有足够的肌力和关节活动度，同时需要良好的平衡与协调功能。因此，下肢肌力训练、关节活动度训练，以及站立平衡训练、协调功能训练是步行训练前必须进行的训练与准备。时机成熟进行步行训练前需要对患者进行下肢功能评定与跌倒风险评估。

一、下肢功能评定

下肢的主要功能是行走，因此下肢功能评定的主要内容包括步行能力评定和步态分析。

1. 步行能力的评定

（1）Hoffer 步行能力分级：将患者的步行能力分为 4 级（表 6-3）。

表 6-3 Hoffer 步行能力分级

级别	行走的形式	具体内容
Ⅰ级	不能步行者	
Ⅱ级	非功能性步行者	训练时用膝—踝—足矫形器、拐杖等能在治疗室内行走，能耗大、速度慢、无功能价值，但有预防压力性损伤、血液循环障碍、骨质疏松等治疗意义，又称治疗性步行
Ⅲ级	家庭性步行者	用踝—足矫形器、手杖等可在家行走自如，但不能在室外长久进行
Ⅳ级	社区性步行者	用踝—足矫形器、手杖甚至不用辅助设备可在室外和所在社区走，并进行散步、去公园、去诊所、购物等活动，但时间不能长，如需越出社区范围做长时间步行仍需用轮椅

（2）Holden 功能步行分类：该方法将步行功能分为 0 ~ Ⅴ共 6 级（表 6-4）。

表 6-4 Holden 步行能力分级

级别	表现
0级	无功能，患者不能行走，需要轮椅或 2 人协助才能走
Ⅰ级	需大量持续性的帮助，需使用双拐或 1 人连续不断地搀扶才能行走或保持平衡
Ⅱ级	需少量帮助能行走但平衡不佳，不安全，需 1 人在一旁给予持续或间断地接触身体的帮助以保持平衡和保证安全；或需使用膝踝足矫正器、踝足矫形器、单拐、手杖等以保持平衡或保证安全
Ⅲ级	需监护或语言指导能行走，但不正常或不够安全，需 1 人监护或用语言指导，但不接触身体
Ⅳ级	在平面上能独立行走，但在上下斜坡、在不平的地面上行走或上下楼梯时仍有困难，需要他人帮助或监护
Ⅴ级	完全独立，在任何地方能独立行走

2.步态分析

（1）步态分析的常用术语。①步长（Step Length）：行走时一足的足跟着地（heel strike，HS）点到另一足的HS点的距离称为步长。正常人为50~80cm。②跨步长（Stride Length）：一足的HS点到同一足的HS点之间的距离，正常人的跨步长是步长的2倍，为100~160cm。③步宽（Stride Width）：一足的纵线到另一足的纵线之间的距离，正常人在（8±3.5）cm。④足角（Foot Angle）：足的长轴和纵线之间的夹角，正常约在6.75°。⑤步速（Velocity）：步行时每分钟走过的距离，单位是m/min。正常男性为（91±12）m/min，女性为（74±9）m/min。⑥步频（Cadence）：步行时每分钟走完的步数，单位是步/min。正常男性为（113±9）步/min，女性为（117±9）步/min。⑦步态周期（Gait Cycle，GC）：从一足的HS开始到同一足的HS为止所经历的时间。在一个步态周期中，每一侧下肢都要经历一个与地面接触并负重的站立相（Stance Phase，ST）和一个离地腾空向前的迈步相（Swing Phase，SW）。正常人站立相占整个步态周期的60%~62%，迈步相占整个步态周期的38%~40%。在步态周期中单侧下肢接触地面的时间称为单支撑期（Single Support，SS），两条腿均与地面接触的时间称为双支撑期（Double Support，DS）。

步态周期的各时相又可细分为若干个时期，常用的方法有两种：传统分类方法和由美国加利福尼亚州Rancho Los Amigos（RLA）医学中心提出的RLA划分法。两种方法的具体分期见表6-5。

表6-5 传统分期和RLA分期的命名方法

传统命名	RLA命名
足跟着地	初始接触
足平放	承重反应
站立中期	站立中期
踵立地	站立末期
趾离地	迈步前期
加速期	迈步初期
迈步中期	迈步中期
减速期	迈步末期

（2）步态分析的常用方法。

• 目测分析法：指医务人员观察患者行走过程，根据所得印象，按照一定观察项目逐项评价，得出结论的步态分析方法，目测分析属于定性分析，因此不是非常精确，但方法简单易行，而且受过专门训练的有经验的医务人员可以鉴别出步态是否正常，因此临床应用仍比较广泛。

进行目测分析时，首先让患者以自然习惯的姿势和速度来回步行数次，检查者从各个方向反复观察患者步行时全身姿势是否协调、节律是否均匀、速率是否合理、各时相中双下肢各关节姿势和活动幅度是否正常、重心有无偏移、上下肢摆动是否自然对称等（表6-6）。然后可让患者做快速或慢速步行，快速步行可使肌肉痉挛引起的异常步态更加明显；而慢速步行则更容易看出患者有无关节不稳、平衡失调以及因疼痛而引起的步态异常；接下来可让患者尝试进行上下楼梯台阶、绕过障碍物的行走，转弯、转身和立停，以及坐下站起、缓慢踏步等，以进一步观察。有时还需要让患者做单足站立或闭眼站立与行走。对使用辅助器具行走的患者，应分别观察用和不用这些器具的情况，以了解使用情况和效果。

表 6-6 步态临床观察的主要内容

步态内容	观察要点
步行周期	时相是否合理；左右是否对称；行进是否稳定和流畅
步行节律	节奏是否匀称；速率是否合理
疼痛	是否干扰步行；部位、性质和程度与步行障碍的关系；发作时间与步行障碍的关系
肩、臂	塌陷或抬高；前后退缩；肩活动度降低
躯干	前屈或侧屈；扭转；摆动过度或不足
骨盆	前、后倾斜，左、右抬高；旋转或扭转
膝关节	摆动相是否可屈曲；支撑相是否可伸直；关节是否稳定
距小腿关节	是否可背屈；是否下垂/内翻/外翻；关节是否稳定
足	是否为足跟着地；是否为足趾离地；是否稳定
足接触面	足是否全部着地；两足间距是否合理；是否稳定

• 定量分析法：指借助器械或专门的设备观察步态，记录并分析各种参数，对患者步态得出量化的结论。此类方法所用的工具可以是卷尺、秒表、量角器等简单器械，也可使用肌电图、录像和高速摄影等复杂设备，甚至专门的步态分析仪。定量分析的常用参数有运动学参数、动力学参数、肌电图以及步行能量消耗等。

运动学参数（Kinematic Parameters）：包括用以描述运动的形态、速度和方向的参数，包括跨步特征参数，如步速、步频、步长、站立相、迈步相等，其他还有分节棍图、关节角度曲线、角度-角度图等。

动力学参数（Kinetic Parameters）：描述引起运动的力的参数。包括地反应力（可分为垂直分力、前后分力、侧向分力）、力矩、关节力和功等。

肌电图：记录需要观察的肌肉在步态周期各时相中的肌电活动值，与正常值相比较得出结论。

步行能量消耗分析：如果步态分析过程中能够同时用气体分析仪分析气体中含氧量的变化，可根据公式计算出能量消耗量或生理能耗指数（Physiological Cost Index，PCD）。

3. 常见异常步态的原因和表现（图6-82）

引起步态异常的常见原因包括关节活动受限，活动或承重时疼痛，肌肉软弱，感觉障碍，协调运动异常，截肢后等。

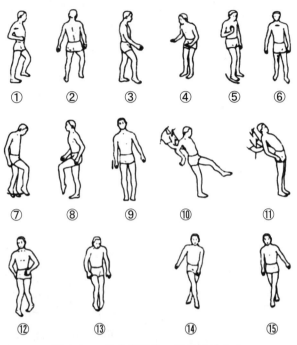

图 6-82 临床常见的一些典型的步态

①臀大肌步态；②臀中肌步态；③腰大肌步态；④帕金森步态；⑤偏瘫步态；⑥抬髋步态；⑦～⑧跨越或垂足步态；⑨短腿步态；⑩～⑪后根或后索型共济失调步态；⑫～⑬痉挛性瘫痪步态；⑭～⑮小脑性共济失调步态。

（1）臀大肌步态（Gluteus Maximus Gait）：臀大肌无力者，髋关节后伸无力，足跟着地时常用力将胸部后仰，使重力线落在髋关节后方，以维持髋关节被动伸展，站立时膝关节绷直，形成仰胸收腰腹的臀大肌步态。

（2）臀中肌步态（Gluteus Medius Gait）：臀中肌麻痹时，无法固定骨盆，也无力将大腿提起、外展和旋转。因此髋关节侧方稳定性受到影响。表现为患腿站立相时躯干倾向患侧，以维持身体平衡。双侧臀中肌瘫痪，在行走时上身躯干需要交替向负重侧倾斜，身体左右摇摆，表现为鸭步步态。

（3）腰大肌步态（Psoatic Gait）：由于腰大肌软弱无力，患侧髋明显外旋、屈曲和外展。

（4）帕金森步态（Parkinsonia Gait）：患者步态刻板，启动困难，行走时双上肢僵硬而缺乏伴随的运动，躯干前倾，髋膝关节轻度屈曲，踝关节在迈步相无跖屈，拖步，步幅短。由于患者头、躯干和膝屈曲，整个身体重心前移，为保持平衡，不得不加快步频，表现为小步幅快速向前行走，不能随意骤停或转向，呈慌张步态。

（5）偏瘫步态（Hemiplegic Gait）：患侧膝关节僵硬，迈步相时活动范围减小，患侧足下垂内翻，为了将患侧下肢向前迈步，迈步相患侧代偿性骨盆上提，髋关节外展、外旋，患侧下肢经外侧画一个半圆弧，而将患侧下肢回旋向前迈出，故又称画圈步态。

（6）抬髋步态（Hip Hiking Gait）：由于膝屈或踝背屈不充分，或迈步腿伸肌痉挛，患者须通过收缩腰方肌，使髋上抬，躯干向病侧倾斜，患侧肩下沉而对侧肩抬高，从而使患侧骨盆升高，患侧足于迈步相离开地面。

（7）跨越或垂足步态（Steppage or Footdrop Gait）：胫前肌麻痹者，在迈步相患足始终下垂，为避免足尖拖地会高高地提起膝，髋膝过分屈曲形同跨门槛。

（8）短腿步态（Short Leg Gait）：患肢缩短超过 2.5cm，该下肢着地时表现为同侧骨盆下降，同侧肩下降，对侧腿迈步时髋膝关节过度屈曲，踝关节过度背曲。若一侧下肢缩短超过 4cm，则缩短侧下肢以足尖着地行走，形成短腿步态。

（9）共济失调步态（Ataxic Gait）：脊神经后根受损者，表现为难以站立，迈步不稳，不知深浅；小脑功能障碍者，患者走路时两腿开，不能走直线，呈曲线或"Z"形前进，两上肢外展以保持身体平衡。因步行摇晃不稳，形如醉汉，又称醉汉步态。

（10）痉挛性截瘫步态（Spastic Paraplegic Gait）：脊髓导致截瘫患者，如脊髓损伤部位稍高且损害程度较重，但能拄双拐行走时，双下肢会因肌张力高而始终保持伸直，行走时出现剪刀步态（Scissors Gait），在足底着地时伴有踝阵挛，呈痉挛性截瘫步态，使行走更加困难。如脊髓损伤部位较低且能用或不用双拐行走时，步态可呈现为臀大肌步态、垂足步态或仅有轻微异常。

（11）减痛步态（Antalgic Gait）：一侧下肢出现疼痛时，常呈减痛步态，其特点为患侧站立相时间缩短，以尽量减少患肢负重，步幅变小。此外，患者常一手按住减痛部位，另一上肢伸展，疼痛部位不同，表现可略有差异。髋关节疼痛者，患肢负重时同侧肩下降，躯干稍倾斜，患侧下肢外旋，屈曲位，尽量避免足跟着地；膝关节疼痛者膝稍屈，以足趾着地行走。

二、跌倒风险评定工具

1. 老年人跌倒风险评估量表（表 6-7）

表 6-7　老年人跌倒风险评估

运动	权重	得分	睡眠状况	权重	得分
运动			多醒	1	
步态异常 / 假肢	3		失眠	1	
行走需要辅助设施	3		夜游症	1	
行走需要旁人帮助	3		用药史		

运动	权重	得分	睡眠状况	权重	得分
跌倒史			新药	1	
有跌倒史	2		心血管药物	1	
因跌倒住院	3		降压药	1	
精神不稳定状态			镇静、催眠药	1	
谵妄	3		戒断治疗	1	
痴呆	3		糖尿病用药	1	
兴奋/行为异常	2		抗癫痫药	1	
意识恍惚	3		麻醉药	1	
自控能力			其他	1	
大便/小便失禁	1		相关病史		
频率增加	1		神经科疾病	1	
保留导尿	1		骨质疏松症	1	
感觉障碍			骨折史	1	
视觉受损	1		低血压	1	
听觉受损	1		药物/乙醇戒断	1	
感觉性失语	1		缺氧症	1	
其他情况	1		年龄 80 岁及以上	3	
结果评定： 最终得分： 低危：1~2分；中危：3~9分；高危：10分及以上					

2. 跌倒危险因素评估量表（表6-8）

表6-8 Morse 跌倒评分

项目	评分标准	MFS 分值
最近3个月内有无跌到记录	否 =0 是 =25	
多于一个类目的疾病诊断	否 =0 是 =15	
步行时需要帮助	否 =0 拐杖、助步架、手杖 =15 轮椅、平车 =0	
接受药物治疗	否 =0 是 =20	
步态/移动	正常、卧床不能移动 =0 虚弱 =10 严重虚弱 =20	
精神状态	自主行为能力 =0 无控制能力 =15	
总得分		

（1）评估时机：65岁以上患者、临床上有跌倒危险的患者入院时评估；≥45分每周至少评估1~2次；患者病情发生变化或者口服了会导致跌倒的药物时需重新评估；患者转到其他科室时需重新评估；跌倒后需重新评估。

（2）使用药物治疗：用麻醉药、抗组胺药、抗高血压药、镇静催眠药、抗癫痫痉挛药、轻泻药、利尿药、降糖药、抗抑郁抗焦虑抗精神病药。

（3）MFS分值≥45分时，应给予高度重视。

三、步行训练的方法

（一）适应证与禁忌证

1. 适应证

（1）中枢神经系统损伤（如脑外伤或脑卒中引起的偏瘫、截瘫、小脑疾患、脑瘫等）影响行走功能的患者。

（2）骨骼运动系统的病变或损伤（如截肢后安装假肢、下肢关节置换术后等）影响行走功能的患者。

2. 禁忌证

（1）站立平衡功能障碍者。

（2）下肢骨折未愈合者。

（3）各种原因所致的关节不稳。

（二）步行前训练

1. 肌力训练

老年患者或因病长期卧床患者常常身体软弱无力，因此，在下床活动接受行走训练之前，首先要对上肢、躯干、下肢的肌肉力量及关节活动范围进行评定，在此基础上，方可进行肌力训练。对于需要借助于助行器或拐杖行走的患者，应重点训练上肢伸展肘、腕关节的肌群和使肩部产生向下运动的肌群、下肢髋关节伸展肌群、外展肌群和膝关节伸展肌群。独立行走者重点训练下肢肌力。若患者下肢截肢，则可指导其进行残端肌群和腹部肌肉力量的训练。

2. 适应性训练

老年患者或因病长期卧床患者为预防体位突然变化造成的反应，应先进行站起适应性训练。开始将床头摇起30°，进行靠坐训练，维持15~30min，观察患者的反应，2~3d无明显异常可增加角度，每次增加15°，逐渐摇至90°。如果患者坐起时头晕、面色苍白等应立即将床摇平，以防止直立性低血压发生。

3.起立床训练

对于长期卧床或脊髓损伤患者，为预防体位性低血压（症状有头晕、恶心、血压下降、面色苍白、出冷汗、心动过速变弱等），可利用起立床渐渐倾斜直至调整到直立的方法使患者达到站立状态。起立床训练中，治疗师或操作者应经常测量患者的脉搏，如脉搏加快，提示患者目前的倾斜角度不适。

4.平行杠内训练

行走训练自平行杠内训练开始。由于平行杠结构稳固，扶手的高度和平行杠的宽窄度均可调整，给患者一种安全感，因此很适合患者进行站立训练、平衡训练及负重训练等。

站立训练以每次 10～20min 开始，依患者体能状况改善而逐渐延长训练时间。

平衡训练可使患者通过学习重新找回身体保持稳定的重心位置。当患者的下肢关节及骨骼足以承受身体的重量时，即可准备负重训练。

负重是肢体承受身体的重量而受力的状态，负重程度分为：①零负重（患肢不承受任何身体的重量，呈完全不受力状态）。②部分负重（患肢仅承受身体部分的重量，呈部分受力状态，通常遵医嘱，确定体重的百分比加于患肢）。③全负重（肢体能完全承受身体全部的力量，此为行走训练必备的功能状态）。治疗人员可根据患者的具体情况，采用不同程度的负重训练。

在平行杠内行走训练时，其一端可放置一面矫正镜，使患者能够看到自己的步行姿势以便及时矫正。

（三）步行训练

1.助行器步行训练

助行器适用于初期的行走训练，为准备使用拐杖或手杖前的训练；也适用于下肢无力但无瘫痪、一侧偏瘫或截肢患者；对于行动迟缓的老年人或有平衡问题的患者，助行器亦可作为永久性的依靠。助行器仅适宜在平地使用。助行器行走的方法为，用双手分别握住助行器两侧的扶手，提起助行器使之向前移动 20～30cm 后，迈出患侧下肢，再移动健侧下肢跟进，如此反复前进。

2.平行杠内步行训练

平行杠内步行训练多采用 3 点步行方式。步行中由健侧上肢、健侧下肢和患侧下肢交替移动、支撑体重。

患者站立于平行杠内，先健侧上肢前伸握杠，将重心移向健侧，向前迈出患侧下肢，健侧上肢和患侧下肢支撑体重，向前迈出健侧下肢。

3.持拐步行训练

以双拐为例。

（1）迈至步：双下肢向前落在双手支撑的同一平面，称为迈至步，步行稳定，比较安全。

迈至步是开始步行时常用的方法，主要利用背阔肌肌力进行。①首先双拐同时向前迈出。②然后支撑并摆动身体，使双足迈至邻近双拐落地点处着地（图6-83）。

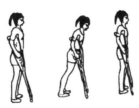

图 6-83　迈至步

（2）迈越步：落在双手支撑面的前面，称为迈越步，步速比较快。

迈越步常在迈至步成功后开始进行。①首先双拐同时向前迈出。②然后支撑并摆动身体，使双足迈至双拐落地点前方着地（图6-84）。

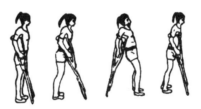

图 6-84　迈越步

（3）四点步：①健侧手持拐先向前伸出，患侧下肢向前迈步。②患侧手向前，健侧下肢跟上（图6-85）。

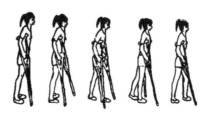

图 6-85　四点步

（4）两点步：有2次支点着地负重，行走时手杖和患侧下肢同时向前迈进。①一侧拐与对侧腿同时迈出、着地。②然后另一侧拐与对侧腿同时边出、着地（图6-86）。

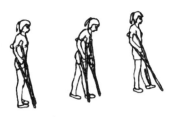

图6-86　两点步

（5）三点步：行走时，有3次支点着地负重。①先迈出双拐。②再迈出患足。③最后迈出健足（图6-87）。

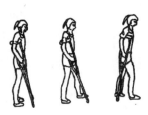

图6-87　三点步

4.扶杖步行训练

持手杖步行训练往往是在持双拐步行后向独立步行过渡时应用，主要有2种方式。

（1）三点步健身持杖：①先伸出手杖。②然后迈出患肢。③最后迈出健肢（图6-88）。脑卒中偏瘫患者多取这种步行方式。

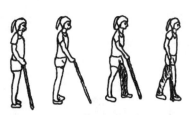

图6-88　三点步

（2）两点步健手持杖：①行进时手杖与患足同时迈出。②然后迈出健足（图6-89）。此步态行走时比三点步快，多在轻病例或恢复后期应用。

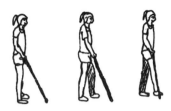

图 6-89　两点步

（四）步行训练注意事项

（1）注意安全。行走训练时，要提供安全、无障碍的环境（如防滑地板等）及减少不必要的困扰；衣着长度不可及地，以防绊倒；穿着合适的鞋及袜，鞋带须系紧，不可赤足进行行走训练。加强安全防护，防止发生意外。照护人员应站于患者的患侧。

（2）步行训练时，应在老年人的肌肉、关节无疼痛情况下进行。

（3）需要借助于辅助具行走时，要选择适当的行走辅助具和行走步态。为患者具体选择高度和长度适合的助行架、腋杖或手杖。根据病情需要选取拐杖，双拐长度要相等，拐杖上的螺丝要旋紧。

（4）如使用腋杖，嘱患者不可将双腋架在腋杖的腋垫上，应使腋前下胸侧壁抵在腋垫上，通过手握把手，用于支撑负重，以防臂丛神经麻痹而造成不必要的损伤。

（5）四点步法适用于双腿软弱无力的患者，两点步法行走速度快，适用于双腿病情轻的患者，三点步法适用于一腿不能负重的患者。

（6）练习各种步法行走时，尽量做到步幅均匀，步速适中和身体正直。

（7）各种训练最好在镜子前进行，以便自我观察和矫正。

（8）要注意了解老年人步行移动困难和行走步态，然后有针对性地纠正。步态关系到老年人全身协调和平衡，要在训练开始时就纠正不正确的步态。例如偏瘫老年人提脚时，多出现足下垂和膝关节强直，因此走步时是画圈步态，此时应让老年人着重反复练习距小腿关节背伸和屈膝动作，并练习增强下肢肌力动作。

（9）老年人宜在扶杆旁或床架旁练习。因为可以用健手握住扶杆或床架，利用其进行多项练习，如体重负荷保持立位的耐久力、上肢训练、立位平衡、起立训练、基本步行姿势的训练等。

（10）上下楼梯、走坡道、跨门槛、上下汽车等平衡动作，也是老年人日常生活中的一项常见内容。如果老年人能独立完成这些活动，将大大扩大老年人的活动范围、丰富老年人的日常生活。这些训练可以在身体情况及病情允许的范围内适当拓展，循序渐进，注意安全。

第七节　日常生活活动能力训练

日常生活活动（ADL）指人们为了维持独立的日常生活而每天必须反复进行的、最基本的、具有共性的一系列活动，包括衣、食、住、行和个人卫生等方面内容。

日常生活活动能力是人最重要的能力，对健康人来说是简单易行的，但对于老年人特别是病、伤、残者来讲则变得相当困难。日常生活活动能力训练的目的是帮助康复患者维持、改善、恢复日常生活自理能力，提高生活质量，并使他们由依赖他人帮助到逐渐提高自我护理的能力。

一、训练内容及训练方法

训练环境以无障碍设施为主，房间、厕所门以推拉式为宜。同时，也应重视患者安全问题，门把手、电灯开关和水龙头设施高度低于常规高度，窗户和窗台的高度略低于一般房间高度，走廊应设扶手，便于行走和起立。在楼道、走廊、厕所、洗澡间及房间的墙壁上应安装扶手便于患者和行动不便的老年人在行走和站立时扶用。注意地面应防滑、洁净、无障碍物。

（一）进食训练

饮食是摄取营养的必要途径，对意识清楚且配合、GCS > 12 分，患者可进行饮食动作训练。对于促进患者身体健康、提高日常生活活动能力具有重要的意义。

体位：半坐位或半卧位，卧床患者取健侧在下面的侧卧位。

1. 进食固体食物

（1）将食物及餐具放在便于使用的位置上，放好防滑垫，必要时碗、盘应用吸盘固定。

（2）患者坐在餐台前，餐台不能超过 80cm。

（3）将患者身体靠近餐桌，患侧上肢放在桌子上，手臂处于正确的位置可以帮助患者进食时保持对称直立的坐姿。

（4）帮助患者用健手把食物放在患手中，再由患手将食物放于口中，以训练健、患手功能的转换；当患侧上肢恢复到主动运动时，可用患手进食。

（5）丧失抓握能力、协调性差或关节活动受限者，应将食具加以改良，如使用加长加粗的叉、勺、汤匙及筷子，或将叉、勺、匙、筷子用活套固定于手上。

（6）偏盲患者用餐时将食物放在健侧。

（7）视觉在失认、全盲的情况下，食物要按钟表的指针行走方向（顺时针）摆放，并告知患者摆放些什么样食品。

（8）有吞咽障碍的患者必须先做吞咽动作的训练后再进行进食训练。要先用浓汤类或半固体类的食品，每次量不宜过多。把食物放在健侧舌的中后部或健侧颊部，这样有利于食物吞咽，减少食物在患侧及口腔残留。一口量容积过大，食物难以一次通过咽门，容易从口中漏出或滞留在咽部，增加误吸风险；过少则因刺激强度不够，难以诱发吞咽反射。先以 2~3mL 试之，然后酌情增加至适合患者的一口量。

2.饮水

（1）患者坐位。

（2）将防滑垫放在餐桌上。

（3）将适量温水倒入带豁口的杯子，或插把杯，放于适当的位置。

（4）单手或双手伸向茶杯，可用患手持杯，健手帮助以稳定患手，端起后送至嘴边。

（5）缓慢倾斜茶杯，倒少许温水于口中，闭唇，咽下。

3.注意事项

（1）对有吞咽障碍的患者和老年患者在进食训练时要注意进食的体位和进食的品种，并且床旁要备有吸引器。

（2）有义齿者进食前要取下义齿。

（3）根据患者咀嚼和吞咽能力观察口中有无残存食物，如发现有食物残渣，可指导患者吞咽技巧，包括转头吞咽、仰头吞咽、低头吞咽，帮助患者除去残留食物。

（4）餐具要在餐桌上固定住，防止餐具活动造成两次伤害。

（5）在整个训练过程中护士或家属应陪伴在患者身边。

（二）穿脱衣服训练

穿脱衣服是日常生活活动中不可缺少的动作，需要患者有保持坐位平衡的能力，并有一定的协调性和准确性。训练时要给予充足的时间和指导。

1.穿脱开襟上衣

（1）穿开襟上衣的过程。①患者取坐位，坐在带有靠背和左右护栏的椅子上，双足平放于地面。②用健手找到衣领，衣里朝外，衣领向上平铺在双膝上。③健手辅助露出患侧袖口，并将患手插入袖口。④将衣袖先拉到肘关节上，再拉衣领至健侧肩部（关键训练技术）。⑤健侧上肢转到身后，将另一侧衣袖拉到健侧斜上方。⑥健侧上肢穿入衣袖中，健手整理衣服并扣上纽扣（图6-90）。

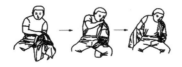

图 6-90 穿开襟上衣训练

（2）脱开襟上衣的过程正好相反。①用健手解开纽扣，先用健手脱患侧上衣至肩下。②再脱健侧上肢衣服至肩下。③然后两侧自然下滑脱出健手。④再脱出患手（图6-91）。

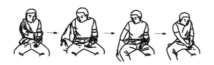

图 6-91　脱开襟上衣训练

注意：对于偏瘫的患者，如患侧肌力为 0 级，脱患侧衣袖时，不可用力过大，最好由他人保护肩关节，防止造成肩关节脱位。

2.穿脱套头上衣训练

（1）穿套头上衣的过程。①患者取坐位，用健手将衣服平铺在健侧大腿上，衣领放于远端，患侧袖子垂直于双腿之间。②用健手将患肢套进袖内并拉到肘以上。③再穿健侧袖子。④健手将套头衫背面举过头顶。⑤套过头部，整好衣服（图6-92）。

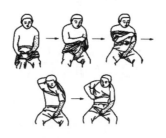

图 6-92　穿套头上衣训练

（2）脱套头上衣的过程。①先将衣身上拉至胸部以上。②再用健手拉住衣服背部。③从头转到前面，使衣服从头后方向前脱出。④先脱出健手，后脱患手。

3.穿脱裤子

患者平衡较好者取坐—站式，平衡不好者取坐—卧式训练穿脱衣裤。

（1）穿裤子的过程。①患者取坐位，用健手从腘窝处将患腿抬起放在健腿上，患腿呈屈髋、屈膝状（关键训练技术）。②用健手穿患侧裤腿，拉至膝以上，放下患腿，全脚掌着地。③穿健侧裤腿，拉至膝上。④抬臀或站起向上拉至腰部；或患者进行坐卧转移平躺在床上，健足支撑床面抬起臀部，将裤子拉到腰部。⑤整理系紧（图6-93）。

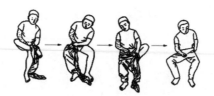

图 6-93　穿裤子训练

（2）脱裤子的过程。

·站立位脱裤子顺序（患者平衡较好者）：①患者站立位，松开腰带，裤子自然下落。②然后坐下，先抽出健腿，后抽出患腿。③健腿从地上挑起裤子，整理好待用。

·坐卧式脱裤子顺序（患者平衡不好者）：①患者坐位，双脚平放于地面。②倾斜身体使一侧臀部抬离床面。③将裤子拉至臀部以下。④再倾斜对侧身体重复上述动作。⑤脱下健侧裤腿。⑥健足踩住患侧裤脚。⑦健手拉出患腿。⑧脱下裤子。

4.穿脱袜子和鞋

（1）患者取坐位，双手交叉或用健手从腘窝外将患腿抬起置于健侧腿上。

（2）用健手为患足穿袜或鞋。

（3）放下患腿，全脚掌着地，重心转移至患侧，再将健侧下肢放在患侧下肢上，穿好健侧袜或鞋（图6-94）。

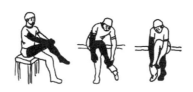

图6-94 穿脱鞋袜

5.注意事项

（1）衣服以宽松为宜，穿脱方便，质地宜柔软、平滑、防潮和有弹性，穿着舒适。

（2）纽扣应用尼龙搭扣或大的按扣，裤带可选用松紧带，使患者操作方便。

（3）袜子和鞋应放在身边容易拿到的地方，并且位置要固定，鞋子大小要合适，不得过紧，鞋带要改成尼龙搭扣或是带环的扣带。

（三）个人卫生训练

对能在轮椅上坐位坚持30min以上，健侧肢体肌力良好，全身症状稳定的患者，应尽快进行个人卫生训练，以提高生活自理能力，增强患者的自信心。

1.洗脸、洗手、刷牙

①把脸盆放在患者前方中间，用健手洗脸、洗手。可将毛巾绕在水龙头上或将毛巾绕在患侧前臂上，用健手将其拧干。洗健手时，需将脸盆固定住，患手贴在脸盆边放置（或将毛巾固定在水池边缘），擦过香皂后健侧手及前臂在患手（或毛巾）上搓洗。②旋牙膏盖时，可借助身体将物体固定的方法（如用两膝夹住）用健手将盖旋开。③剪指甲时可将指甲剪固定在木板上，木板再固定在桌子上，一端突出桌沿，剪

把处系上小绳并穿过木板，绳端系上一小环，一手伸入环中用力一拉即可剪去伸入指甲剪刀口内的指甲。

2. 洗澡

①盆浴时患者坐在浴盆外椅子上（最好是木制椅子，高度与浴盆边缘相等），先用健手把患腿置于盆内后，再用健手握住盆沿，健腰撑起身体前倾，患者移至盆内椅子上，再把健腿放于盆内。另一种方法是患者将臀部移向浴盆内横板上，将盆外的两腿中的健腿放入盆内，然后帮助患腿入盆内（图6-95）。②淋浴时，患者可坐在椅子上或轮椅上，先开冷水管，再开热水管调节水温。洗澡的方法可用健侧手持毛巾擦洗或用长柄的海绵刷擦后背，如果患侧上肢肘关节以上有一定控制能力，可将毛巾一侧缝上布套，套在患臂上协助擦洗。毛巾拧干的方法是将其压在腿下或夹在病侧腋下，用健手拧干。

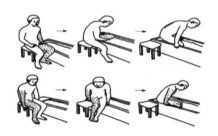

图 6-95　患者入浴盆的动作

（四）良肢位

正确的卧位姿势在康复医学中称为良肢位。良肢位的摆放是基本康复手段的一种。顾名思义，它是为了保持肢体的良好功能而将其摆放在一种位置或保持一种姿势。正确的良肢位是指为防止或对抗痉挛模式的出现，保护肩关节以及早期诱发分离运动而设计的一种临时性的治疗性体位。

1. 仰卧位

①患者头下垫枕，不宜过高。②肩胛骨下放一枕头，使肩上抬前挺，上臂外旋稍外展，肘、腕均伸直，掌心向上，手指伸直并分开，整个上肢放在枕头上。③患侧下肢，在臀部和大腿外侧垫个枕头，髋关节稍向内旋。膝关节呈轻度屈曲位（图6-96）。避免被子太重而压迫偏瘫足造成足尖的外旋，足底此时不垫物是为了协助患者活动踝关节以防止足下垂。避免使用过高的枕头，头部不要有明显的左右偏斜（可以稍偏向患侧）。注意，此时患者骶尾部、足跟和外踝等处发生压力性损伤的危险性增加，需加强皮肤护理。

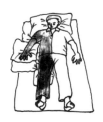

图 6-96 仰卧位

2.患侧卧位：患侧肢体在下方

①患侧上肢：肩和肩胛骨向前伸，前臂往后旋，使肘和腕伸展，手掌向上，手指伸开。健侧上肢可放在躯干上。②患侧下肢：健肢在前，患肢在后，患侧膝、髋关节屈膝，稍稍被动背屈踝关节，健侧下肢髋、膝关节屈曲，由膝至脚部用软枕支持，避免压迫患侧下肢肢体。

此侧卧位躯干应稍稍后仰，偏瘫侧肩部略向前伸，避免偏瘫侧肩部过多承受身体压力而引起疼痛；保持偏瘫侧肩胛骨前伸位时，不能直接牵拉患侧上肢，以避免对患侧肩关节的损伤。患侧卧位增加了对患侧的知觉刺激输入，使整个患侧被拉长，对于痉挛可起到一定的抑制作用。而且健侧手臂可以自由活动，因此是最佳体位（图 6-97）。

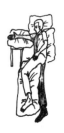

图 6-97 患侧卧位

3.健侧卧位：健侧肢体在下方

①患侧上肢，肩向前伸，肘和腕关节保持自然伸展，手心向下自然伸展，腋下垫个软枕，使肩和上肢保持前伸。②患侧下肢，骨盆旋前，髋关节呈自然半屈曲位，置于枕上。③健侧下肢可自觉舒适地放置，轻度伸髋，稍屈膝。

手腕呈背伸位，防止手屈曲在枕头边缘，足不能内翻悬在枕头边缘，两腿之间用枕头隔开，健侧卧位是患者最舒适的体位，也对患侧肢体有益（图 6-98）。

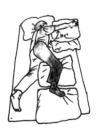

图 6-98 健侧卧位

（五）轮椅使用

1. 轮椅训练

轮椅训练包括上下轮椅和驱动轮椅，被动起坐 15～30min 者，可在辅助下乘坐轮椅。轮椅转移的方式有立式转移和坐式转移。立式转移适用于偏瘫以及本位转移时能保持稳定站立的任何患者。坐位转移适用于截瘫以及其他下肢运动障碍的患者。驱动轮椅包括在路面的训练。训练时要指导患者熟练掌握刹车的使用，以保证患者的安全。

2. 训练指导

患者的轮椅靠近坐便器—关好刹掣—旋开脚踏板—身体移向轮椅坐前沿—健侧靠近扶手，站起转向将两腿后面靠到坐便器的前缘，站稳—解开裤子，并脱到臀部以下（但不要过膝），再坐到便器上—便后清洁（便后清洁时臀部与手呈相反方向移动，有利于擦拭）—用手拉裤子后站起整理。再按上述相反的动作坐到轮椅上返回。

厕所内的扶手必须坚固耐用，训练入厕动作时旁边必须有人进行保护。

二、注意事项

（1）训练前做好各项准备，如帮助患者排空大小便，避免训练中排泄物污染训练器具；固定好各种导管，防止训练中脱落等。

（2）遵循循序渐进的训练原则。训练时应从易到难，循序渐进，切忌急躁，可将日常生活活动的动作分解为若干个细小的动作，反复练习。注意安全防护，以防发生意外。

（3）训练时要给予充足的时间和必要的指导。操作者要有极大的耐性，对患者的每一个微小进步，都应给予恰当的肯定和赞扬，从而增强患者的信心。

（4）训练后要注意观察患者的精神状态和身体状况，如是否过度疲劳有无身体不适，并及时给予必要的处理。

（5）患者接受日常生活活动能力康复训练的需求程度取决于患者的动机和对于不同独立水平的需要。因此，训练内容应与患者的需要相结合，增加患者主动参与的积极性，提高疗效。

（6）日常生活活动能力训练的效果会受到记忆障碍、严重的感觉性失语、定向障碍、意念性失用以及焦虑等的影响。因此，有上述问题的患者暂时不适合接受日常生活活动能力训练，待症状改善后再开始进行。

（7）为了提高患者的独立性，治疗人员还需要对环境的适应和改造提出建议。

第七章　老年基础照护

老年人是一个独立的个体，老化的改变，使老年人对于生理、心理、社会层面的需求不同于一般的成年人，养老护理员通过对老年人基础照护观察，更有效地评估老年人生命体征的改变，及时给予正确吸氧指导，保证环境清洁安全。作为养老护理员既要有良好的评估能力，能协助医护人员尽早确认问题，使老年人的问题在尚未达到很严重时即可被纠正，又要对老年人生活环境做好管理，保证最基本的清洁卫生需求。

第一节　老年人基本情况评估

一、老年人生命体征评估案例

（一）体温异常的评估案例

刘奶奶为独居老年人，既往有慢阻肺病史，近两日精神差，食欲不振，全身无力，有时畏寒，今日养老护理员小黄去拜访该老年人，并作为该老年人的长期照护者，谈话时发现刘奶奶面色潮红、口唇干裂、精神不振，养老护理员小黄简单询问近日状况后，立即为刘奶奶测量了体温、脉搏和呼吸，结果为体温 39.2℃，脉搏 104 次/min，呼吸 28 次/min。

请思考：

对该老年人发热，可以采取哪些照护措施？

该老年人体温过高，近两日来精神差，食欲不振，全身无力，有时畏寒。就老年人症状而言，属于高热持续期，即产热和散热在较高水平上趋于平衡，该期典型的表现是皮肤灼热，颜面潮红，口唇干燥，食欲不振，全身不适，软弱无力。该案例中老年人的症状与该期表现一致。

老年人体温一直在 39～40℃波动，持续一周，且波动不超过 1℃，符合异常体温中稽留热的表现，即体温维持在 39℃以上，维持数天或数周，24h 内波动范围不超过

1℃，多见于肺炎球菌肺炎、伤寒等。针对该类型的发热特点及临床表现，我们的养老护理员可以从以下方面进行护理：

1. 观察病情

定时测量体温，老年人体温超过 39℃，每日测量体温 6 次，每 4h 测量一次，待体温降到 38℃后，改为每日测量体温 4 次，待体温恢复正常 3d 后，改为每日 1～2 次。同时注意观察老年人面色、呼吸、脉搏及出汗等体征，必要时监测血压。

2. 降温

可选用物理降温或药物降温。物理降温有局部冷疗法和全身冷疗法。该老年人体温高于 39℃，可在老年人头部、腘窝、腹股沟放置冰袋、冷毛巾，通过传导方式散热，还可通过为老年人做温水或酒精擦浴的全身冷疗方式降温，行降温措施 30min 后应测量体温，并做好记录。

3. 饮食调养

让老年人进食高热量、高蛋白、高维生素、易消化的流质或半流质食物，宜少量多餐，以补充高热量的消耗，提高机体的抵抗力。鼓励老年人多喝水，每日 2500～3000mL，以补充高热量消耗的大量水分，促进毒素和代谢产物的排出，帮助散热。

4. 注意休息

应卧床休息，消耗较少的能量有利于机体康复，为老年人提供安静、温度适宜的休息环境。

5. 促进舒适，预防并发症

（1）口腔照护。发热时唾液分泌较少，口腔黏膜干燥，且抵抗力下降，有利于病原微生物生长、繁殖，易引起口腔疾病和黏膜溃疡，故应在晨起、餐后、睡前协助卧床老年人进行口腔护理。

（2）皮肤照护。老年人退热期大量出汗，应及时擦干汗液，更换衣服和床单，防止受凉，并保持皮肤清洁、干燥。对长期持续高热且被动体位的老年人，应协助其翻身，防止压疮、肺炎等并发症。

（3）安全照护。高热老年人可能出现谵妄、躁动不安等，应注意防止出现坠床、舌咬伤等安全隐患。

6. 健康教育

教会老年人及家属准确测量体温，指导发热老年人的一般家庭照护。

（二）脉搏异常的评估案例

李某，女，65 岁，有心房纤维颤动病史，养老护理员针对该类老年人应如何评估及正确测量脉搏？

请思考：

该老年人属于哪一种脉搏异常，应如何测量及记录？

该老年人脉搏异常属于节律异常中的脉搏短绌。

脉搏短绌指单位时间内脉率少于心率，简称绌脉。触诊时可感知脉搏细数，极不规则，听诊时心率不一、心律完全不规则、心音强弱不等。发生机制是由于心肌收缩力强弱不等，有些心输出量少的心脏搏动可产生心音，但不能引起周围血管的搏动，导致脉率少于心率。常见于心房纤颤的老年人。

（三）呼吸异常的评估案例

王叔，66岁，有反复咳嗽，咳痰史20年，活动后气喘史5年，有长期吸烟史。近3d因受凉后出现咳嗽、咳痰、气喘加重的症状。去社区就诊，查体：体温36℃，脉搏90次/min，呼吸22次/min，血压120/90mmHg，血氧饱和度93%，神志清楚，发绀，呼吸急促，桶状胸，肺部叩诊为过清音，双肺闻及散在哮鸣音，双肺底有少许湿啰音。王叔自患病以来，精神、食欲、睡眠一般，大小便正常。曾多次住院，诊断为：慢性阻塞性肺疾病。

请思考：

针对王叔反复咳嗽、咳痰的慢阻肺疾病表现出来的症状，小刘作为王叔的长期照护者，日常照护工作中应如何照护老人呢？

1. 常规照护

（1）养老护理员应密切监测生命体征，观察其呼吸形态。

（2）给予王叔端坐位或半坐位，以利于其呼吸。

（3）鼓励王叔咳嗽，指导其正确的咳嗽，促进排痰，若痰液较多不易咳出时，可遵医嘱予祛痰或超声雾化吸入，必要时吸痰。

（4）合理用氧，采用低流量吸氧，氧流量1～2L/min。

（5）多饮水，给予高热量、高蛋白质、高维生素的流质、半流质、软食，少量多餐，少吃产气食品，防止产生的气体影响膈肌运动。

（6）注意口腔清洁，勤洗漱，有口腔感染时，可用生理盐水漱口。

（7）每天有计划地进行锻炼，如散步、打太极拳等，以不感到疲劳为宜，避免过劳引起呼吸困难。缓解期加强呼吸运动锻炼，如腹式呼吸锻炼，其方法是：用鼻吸气，呼气时口唇缩拢，并用手按压腹部，使气呼尽，采用深而慢的呼吸，每日进行数次锻炼，每次10～20min，长期坚持下去，一般2～3个月可使通气功能改善。

2. 用氧指导

（1）注意安全，在供氧周围禁止吸烟，以防氧气燃烧爆炸。

（2）若鼻腔分泌物较多时，要经常清洗，以防导管堵塞而失去供氧的作用。

（3）遵医嘱调节氧流量，切勿自行调节。

3. 环境管理

保持室内空气新鲜，定时开窗通风，室内定期进行空气消毒，如食醋熏蒸等，避免烟雾、粉尘的刺激，在寒冷季节或气候骤变时，注意老年人的保暖，防止其受凉感冒。

4. 心理照护

该病呈慢性过程，且反复发作，有严重的并发症，严重影响日常工作和生活，甚至失去劳动能力，患该病的老年人精神上很痛苦，养老护理员要鼓励和帮助老人解除痛苦，不要急躁，安心静养，避免情绪紧张和激动。

（四）血压异常的评估案例

养老护理员小王在社区服务中心遇到 70 岁的刘先生，身高 178cm，体重 95kg。刘先生因患原发性高血压，每周来找小王测量血压。刘先生现在和老伴生活在一起。一天，刘夫人对小王说："我真想学会测血压，及时了解我先生血压的变化，同时也想知道高血压老年人日常生活中的照护知识。你能教教我吗？"

请思考：

（1）小王如何教刘夫人测量血压？

（2）对高血压老年人应如何进行照护？

血压异常的照护：

1. 加强观察

观察老年人的血压变化，指导老年人按时服药，并观察药物的治疗效果和不良反应。

2. 合理饮食

高血压老年人进食低盐、低脂、低胆固醇、高维生素、高纤维饮食，避免辛辣刺激性食物，减少钠盐摄入，逐步降至 WHO 推荐的每人每日 6g 食盐的要求。

3. 生活规律

良好的生活习惯是保持健康和维持正常血压的重要条件，如保证足够的睡眠、养成定时排便的习惯、避免冷暖环境刺激等。

4. 坚持运动

积极参加力所能及的体力劳动和适当的体育运动，以改善血液循环，增强心血管功能，如步行、快走、慢跑、游泳、打太极拳等，应注意量力而行、循序渐进。

5. 控制情绪

精神紧张、情绪激动、烦躁、焦虑等，都是诱发高血压的精神因素。因此，高血压老年人应保持心情舒畅，注意控制情绪。

6. 健康教育

指导老年人要按时服药，学会自我监测血压，学会观察药物的不良反应，保证情绪稳定，戒烟戒酒，饮食清淡，保证大便通畅，注意保暖，避免冷热刺激，养成规律良好的生活习惯，肥胖者应控制体重，适当运动。

二、老年人意识状态的评估

意识是大脑高级神经中枢功能活动的综合表现，即对内外环境的知觉状态。凡影响大脑活动的疾病均会引起不同程度的意识改变，这种状态称为意识障碍。意识活动包括觉醒和意识内容两方面，前者是指与睡眠呈周期性交替的清醒状态，后者是指感知、思维、记忆、注意、智能、情感和意志活动等心理过程。

（一）意识水平的评估，即以觉醒状态为主的意识障碍

1. 嗜睡

嗜睡是轻度的意识障碍。老年人持续地处于睡眠状态，能被唤醒，醒后能正确回答问题，但反应迟钝，停止刺激后很快入睡。

2. 昏睡

接近不省人事的意识状态，老年人处于熟睡状态，不易唤醒，较强刺激可被唤醒，醒后答非所问，且很快又入睡。

3. 昏迷

昏迷是严重的意识障碍，也是疾病危急的信号。按其程度分为两种。

（1）浅昏迷：意识大部分丧失，无自主运动，对周围事物及声光刺激均无反应（如呼吸或语言刺激），但强烈刺激（如压眶上神经）可出现痛苦表情。老年人各种反射均存在，如角膜反射、瞳孔对光反射等。生命体征一般无明显改变，可有大小便失禁或潴留。

（2）深昏迷：意识完全丧失，各种刺激均无反应，全身肌肉松弛，深浅反射均消失，呼吸不规则，血压可有下降，大小便失禁或潴留，机体仅能维持呼吸与循环的最基本功能。

（二）意识内容的评估：以意识内容改变为主的意识障碍

1. 意识模糊

其程度较嗜睡深，老年人表现为思维言语不连贯，对时间、地点、人物的定向力完全或部分障碍，可有错觉、幻觉、躁动不安或精神错乱。

2. 谵妄状态

对客观环境的认知能力及反应均有下降，注意力涣散，定向障碍，言语增多，思维不连贯，多伴有觉醒—睡眠周期紊乱。常有错觉和幻觉，表现为紧张、恐惧和兴奋不安，大喊大叫，甚至有冲动攻击行为。病情呈波动性，夜间加重，白天减轻。起病急，持续时间多为数小时至数天，个别可持续更长时间。

养老护理员对意识状态的观察，可根据老年人的语言反应了解其思维、反应、情感活动、定向力等，必要时可通过一些神经反射，如观察瞳孔对光反应、角膜反射、对强刺激（如疼痛）的反应、肢体活动等来判断其有无意识障碍，以及意识障碍的程度。临床上可以使用格拉斯哥昏迷评分量表的睁眼反应、语言反应、运动反应 3 个子项目。使用时分别测量 3 个子项目并计分，然后再将各个项目的分值相加求其总和，即可得到老年人意识障碍程度的客观评分。GCS 量表总分范围为 3～15 分。按意识障碍的差异分为轻、中、重三度，15 分表示清楚。轻度 13～14 分，中度 9～12 分，重度 3～8 分，低于 8 分者为昏迷，低于 3 分者为深昏迷或脑死亡。在对意识障碍老年人进行观察时，同时还应对其伴随症状与生命体征、营养、大小便、水电解质、活动和睡眠等的变化进行观察。

3. 特殊类型的意识障碍

（1）去皮质综合征：老年人能无意识地睁眼闭眼，眼球能活动，瞳孔对光反射恢复，但无自发动作，对外界刺激不能产生有意识的反应，大小便失禁，存在觉醒和睡眠周期，四肢肌张力增高，病理反射阳性。主要见于缺氧性脑病。

（2）无动性缄默症：老年人能注视检查者及周围的人面貌觉醒，但不能言语，不能活动；老年人出现大小便失禁，肌肉松弛，但无锥体束征，又叫睁眼昏迷。主要见于脑干上部或丘脑的网状激活系统受损，而大脑半球及其传出通路无病变。

4. 案例分析

刘奶奶既往有脑梗死病史，遗留后遗症，生活不能自理，日常生活起居都需要小红的细心照护。近几日，小红发现刘奶奶精神不好，老犯迷糊，睡觉时间比以前增多，除了这些症状，小红还发现，奶奶睡觉频次增加，但是当有人呼喊奶奶时，奶奶会睁开眼睛，有回应，之后又睡着了。

请思考：

（1）刘奶奶近日睡眠时间延长，日间睡眠增加的原因是什么？

（2）正常与刘奶奶沟通，是否有正确的回应？

（3）刘奶奶所表现出来的症状符合意识状态中的哪一种？

老年人睡眠较前增多，呼之回应时仅表现为睁眼，觉醒状态分析处于睡眠状态时常多，没有真正的意识内容的回应，老年人处于嗜睡的睡眠状态。养老护理员在照护老年人的过程中，对老年人的正常反应都有一定的了解，当老年人出现意识改变，或出现睡眠状态的延长，甚至不能叫醒时；或出现意识内容的改变，出现躁动、对外界刺激没有正常反应时，虽然表现得很微妙，但这些改变在某一方面可能使潜在疾病发生，作为养老护理员，应做到细心观察，及时汇报，避免病情治疗的延误。

第二节 氧疗

氧疗指各类缺氧的治疗，除了消除引起缺氧的原因外，均可给予吸氧治疗，吸入高浓度氧可使血浆中溶解氧量增加从而改善组织的供氧。日常照护中，根据不同情况，可以选择不同的供氧装置来满足老年人氧疗的需求。

一、不同氧疗设备的使用

（一）中心供氧的使用

（1）医院的氧气由集中供应站供给，由管道将氧气送到各个病区，供氧站设有总开关控制，各个用氧单位配有固定在墙上的氧气插孔，连接特制的流量表，接上湿化瓶，然后打开流量开关，调节流量，检查指示浮标能达到既定流量，确定全套装置无漏气后使用。

（2）中心供氧装置包括鼻导管—湿化瓶—通气管—流量表—固定在墙上的氧气插孔。

（二）氧气筒的使用

（1）氧气筒是一种圆柱形无缝钢筒，筒内耐高压达 14.7MPa（150kg/cm²）的氧，容纳氧气约 6000L。氧气筒的顶部有一总开关，控制氧气的进出。氧气筒颈部的侧面，有一气门与氧气表相连，该气门是氧气自筒中输出的途径。

（2）氧气表由压力表、减压器、流量表、湿化瓶及安全阀组成。压力表可测知氧气筒内的压力，压力越大，表明氧气筒内氧气越多。减压器是一种弹簧自动减压装置，可将氧气筒内的压力减至 0.2 ~ 0.3MPa（2 ~ 3kg/cm²），使流量保持平稳，保证安全。流量表用来测量每分钟氧气的流出量。湿化瓶具有湿化氧气及观察氧气流量的作用，可选用一次性或内装 1/3 ~ 1/2 冷开水或蒸馏水的湿化瓶，通气管浸入水中，湿化瓶出口和鼻导管相连。安全阀的作用是当氧气流量过大、压力过高时，安全阀内部活塞即自行上推，过多的氧气由四周小孔流出，以确保安全。

（3）装表法：氧气表装在氧气筒内，以备急用。方法是将氧气筒置于氧气架上，打开总开关，使少量气体从气门处流出，随机迅速关好总开关，达到避免灰尘吹入氧气表和清洁气门的目的；将氧气表稍向后倾倒置于氧气筒的气门上，用手初步旋紧，再用扳手拧紧，使氧气表直立于氧气筒旁；连接湿化瓶；确认流量开关呈关闭状态，打开总开关，再打开流量开关，检查氧气装置无漏气且流出通畅，关紧流量开关，推至病室备用。因此，装表法可简单归纳为一吹（尘）、二上（表）、三紧（拧紧）、四查（检查）。

（三）氧气袋的使用

氧气袋是一长方形橡胶枕，枕的头端接有橡胶管，其橡胶管上有调节器可以调节氧流量，使用时将氧气充满氧气袋内，连接鼻导管即可使用，氧气袋多用于家庭氧疗、抢救危重老年人或转运老年人的途中，由于携带氧气装置不方便或来不及准备氧气筒，可用氧气袋代替氧气装置。

二、安全用氧

（1）用氧过程中应注意用氧安全。切实做好"四防"，即防火、防热、防震、防油。氧气筒应安置在阴凉处，周围严禁烟火和易燃物品，至少离明火 5m，以防引起燃烧；筒上应标有"严禁烟火"标志；在搬运氧气时，避免倾倒、撞击，防止爆炸；氧气表及螺旋口处不可抹油，也不可用带油的手进行装卸，避免引起燃烧。

（2）氧气筒内氧气不能用空，当压力表指针至 0.5MPa（5kg/cm²）时，不能再用，以防灰尘入内，再次充气时引起爆炸。

（3）对未使用或已用空的氧气筒，应分别标"满"或"空"的标志，以备急救时快速识别。

（4）吸氧时应先调好氧流量后插管，停用氧气时应先拔管后关流量开关。

三、氧疗注意事项

（1）吸氧过程中严密观察老年人的意识、呼吸、脉搏、血压情况及血气分析结果；观察用氧装置是否漏气、氧气流出是否通畅、流量是否符合病情；观察是否有用氧并发症的发生，如氧中毒、肺不张、呼吸抑制等。

（2）长期使用鼻导管吸氧时，根据情况每周更换鼻导管及湿化瓶。

四、氧疗的七大误区

1.怕吸氧成瘾

有人说，吸氧时间长了成瘾离不开怎么办？这种担心是多余的。生命离不开氧气，氧气可以有效地调整机体生理状态，但氧气没有成瘾性。这是医学科学早已证实的。

2. 病人弥留之际才吸氧

经常可以看到，一些儿女在老人病重弥留之际才张罗给老人吸氧，这是很不正确的。疾病加重有个过程，这个过程的每时每刻都伴随着缺氧对机体的损害。弥留之际标示着损害的结果，往往是不可逆的。疾病初期，病人机体有很大的代偿功能。激活这种代偿功能，对机体康复和提高生命质量具有相当大的作用，这也是医生在第一时间给病人吸氧的道理。耽搁了这个时期，代偿功能失衡甚至丧失，即失掉了治愈的机会。退一步说，即使某种疾病已经没有了痊愈的可能，但不是还可以提高生存的质量吗？为什么不早点再早点，在疾病初期、在不可逆的结果还没发生前及时吸氧呢？

3. 吸氧麻烦

吸氧麻烦吗？其实一点儿也不麻烦。医用氧气吸入设备主要就是氧气瓶、吸入器、吸入管，只要不违反安全须知，按照说明书正确连接，开关气阀即可，操作很简单。吸氧时坐卧都可，只要没有很大的体位变化。吸氧是不影响学习和手头工作的。

4. 挺不住了才短时间吸氧

有些病人考虑到费用，直到感觉挺不住了，才开始吸氧，每次只吸不到 0.5h。这是一种省小钱花大钱的做法。我们都知道，有病不能硬挺，应该及时、正确、系统地治疗，这样才有利于疾病痊愈，机体康复。尤其是需要纠正缺氧状态的疾病，更要早期、及时、持续吸氧。比如，心源性疾病、肺源性疾病、心脑供血不足的疾病、疲劳等。每次持续吸氧至症状完全缓解消除之后，还要维持给氧一段时间。在家庭吸入医用氧气 1h，一般不超过 2 元钱。但因挺不住了才短时间吸氧而耽误了病情，其后的治疗费用将是多少钱呢？相信不是一个小的数目。

5. 觉得吸氧影响形象

有些人担任领导职务或者商务界高管觉得在办公室吸氧，给人一种病态形象，担心有负面影响。其实这种考虑是多余的。现在社会是一个高度运转的社会，管理层人员所承担的责任更大，压力更大，相应的身心付出比常人更多，更易发生疲劳综合征，这一点早被人们所理解。就近就地吸氧可以及时缓解疲劳，且节省时间，这是高效率工作的基础。换个角度看，只是为了保持充沛的精力，以便全身心投入到日常工作中，在办公室吸氧也是非常必要的。办公室吸氧，非但不会影响工作的形象，反而被认为是对事业、对单位、对工作、对员工负责任的表现。

6. 担心病重时怎么办

一些吸氧老年人和家属担心，此时吸氧，病重时吸氧还能有效吗？这种担心是不必要的。医学科学不但证实了机体对氧气没有成瘾性，也证实了机体对氧气没有抗药性。从疾病本质上说，机体对氧气的需要是恒定的，所不同的是，因疾病的不同和病情程度的不同，机体利用氧气的能力发生了改变。无论病轻病重，氧气对机体的作用始终都是有效的。再者，我们也可以通过改变吸入氧气的流量来满足病情的需要。

7. 担心会氧中毒

在 2 个大气压下连续高流量吸氧近 2h 以上有可能导致氧中毒，这好比喝水。大家都知道适量喝水对人体的消化系统和泌尿系统都很有好处，但是过量喝水也会导致水中毒。吸氧也是一样，经常定期吸氧，可清洁呼吸道，置换肺部之有害气体，确保身体健康。但氧中毒也有很多的条件，如在 2 个大气压下连续吸氧 2h 以上，会出现氧中毒。一般情况下，我们都是用鼻塞式吸氧管吸氧，流量为 2 ~ 3L/min，如用鼻管供以纯氧，每分钟氧流量提高一升，肺内的有效氧浓度才可以提高 4 个百分点。则当你每分钟吸 3L 氧气时，你肺内的有效氧浓度为 21%+4×3=33%，离氧中毒所需的浓度还差一大截，根本不会发生氧中毒的。

五、氧疗照护技能

1. 做好老年人及家属的心理指导

由于历史的原因，我国老年人的文化素质较低，科学知识相对缺乏，同时老年人的心理特点是不易接受新事物，反应慢，记忆力差等，因此应着重指导首次使用的老年人及家属，对氧疗老年人及家属进行正确的说明和指导，可显著提高老年人正确使用率。应介绍氧气的物理性质、供氧装置的使用方法及注意事项，说明氧疗的作用和目的、吸氧时间、流量，不可随便调整氧流量或自行停止吸氧，以取得他们的配合。对长期氧疗的老年人，长期氧疗的最终目的是减慢病变的进展，延长老年人的生存期，而不仅仅是用来改善症状，不能因症状的好转而减少吸氧时间。让老年人知道治疗的持续时间与病死率降低密切相关，氧疗不但能提高其心肺功能，而且可增进耐力和提高生活质量等，以提高氧疗老年人的依从性。

2. 安全指导

强化老年人的安全意识，严格做到四防：防火、防油、防热、防震，避免意外，随时查看氧气表，当发现氧气表压力接近 0.5MPa 时，说明剩余的氧气已不多，应立即更换氧气瓶，以免充气时发生危险。

3. 应根据老年人具体病情决定氧流量和给氧时间

给氧时必须准确计算给氧浓度（21+4× 氧流量）、流量、时间并记录，严密观察氧疗后的反应。一般老年人经过氧疗后，发绀均有不同程度改善，呼吸频率减慢，胸闷、气短减轻，呼吸趋于平稳。但在氧疗中要注意预防氧中毒。吸氧浓度＞50%，吸氧 24h 以上，即可发生氧中毒；吸纯氧最好不超过 4 ~ 6h。氧浓度的最大安全值在40%。尤其在 $PaCO_2$（二氧化碳分压）≥ 9.33kPa（70mmHg）时，氧疗老年人面色发红，口唇呈樱桃红，嗜睡状，应引起高度重视，分析其原因：一方面可能是痰液阻塞呼吸道引起，另一方面可能是吸氧浓度过高引起，此时缺氧症状虽缓解，却出现了 CO_2 的严重潴留引起肺性脑病。研究表明，只要将氧浓度控制在 24%～28%，即使疗程超过 10 年也不会发生氧中毒。预防氧中毒的关键是避免长时间高浓度氧疗。

4. 保持呼吸道通畅

在进行氧疗操作时，要检查鼻导管、鼻塞及呼吸道是否通畅。急性鼻炎、鼻息肉等均可造成鼻道阻塞、通气不畅，应把鼻导管插入通畅侧。呼吸道分泌物过多时，要注意呼吸道的湿化与吸痰、体位引流等。只有在呼吸道、鼻导管等氧气通过路径通畅的前提下，方能达到氧疗的目的。

5. 氧气的加温、湿化

据报道，湿化液的温度维持在 32～37℃时，氧气的利用率最高，能提高治疗效果，减少并发症。传统吸氧法，是将氧气湿化瓶中加入蒸馏水，每天更换一次。有研究证明氧气湿化瓶中加入复方硼砂溶液的效果优于加入蒸馏水，不但减少湿化液带菌率及量，延长更换时间，而且对老年人而言安全实用。根据不同的病情，选择不同的组合湿化药液，雾化等较传统氧疗，无论从吸氧时间、次数、血氧饱和度（SaO_2）及氧分压（PaO_2）的改变值均有显著性差异，可提高疾病治愈率，减少并发症，缩短住院时间，节约治疗费用。

6. 严格管道、湿化瓶消毒

湿化瓶、供氧管每天更换一次并用 500mg/L 的有效氯溶液浸泡 30min，清水冲净备用。鼻导管最好应用一次性的，每天更换一次，以防医源性感染。

7. 环境与锻炼

养老护理员应指导氧疗的老年人做到房间通风良好，光线充足，无致敏原，保证每日开窗通风一次，每次 20～30min、室温 22℃，湿度 50%～60%。如有可疑外来感染源，可在室内用食醋熏蒸（5g/m³）。注意保暖，防止着凉感冒，务必戒烟。注意锻炼身体，增强自身的免疫力。规律的有氧运动能改善心肺功能和耐力，有助于减少肌肉的氧耗并促进心理健康。提倡以步行作为锻炼的基本方式，以活动结束后 3～5min 内心率恢复到活动前水平为宜。应循序渐进，时间由短至长，增加距离，每周不少于 3 次，每次 15～30min。急性期或脑卒中的老年人也应该在床上或床边做适当的运动或被动运动。接受长期家庭氧疗的老年人应注意，在身体条件许可的情况下辅以呼吸操及适当的锻炼，不可完全依赖氧气。

8. 停止氧疗的指征

发绀基本消失，神志精神状态好转，心率较前缓慢，呼吸逐渐平稳，病情稳定并明显减轻。

第三节　消毒与防护

日常生活中，老年人身体功能日益减弱，身体抵抗力下降，对环境适应能力较差，容易发生各种感染，为了防止疾病的发生和传播，保护好老年人的健康。我们除了加强对老年人和家属的健康宣教，还要加强对老年人居住环境的消毒，进而有效降低感染事件的发生，提高老年人生活质量。

一、老年人房间消毒方法

（一）对老年人房间进行消毒

1. 紫外线消毒

（1）紫外线消毒的概念。紫外线消毒是指利用紫外线照射杀灭细菌，是一种普遍使用的消毒方法。使用方便，消毒效果明显且不损害物品。主要包括室外日照消毒和紫外线灯管消毒法。

（2）紫外线消毒应用范围。紫外线消毒应用的范围较广，对空气、物品表面杀菌效果明显。紫外线消毒居室空气常用于以下情况：①患有传染病或呼吸道疾病等慢性病的老年人房间。②居住在不通风、长期不能（或很少能）触及阳光的居室。③抵抗能力弱，易患感冒或者腹泻的老人。④有皮肤病的老人（尤其针对螨虫有很好的杀菌效果）。⑤卫生间或厨房不通风，常年接触不到阳光等地方。

2. 紫外线灯的使用

紫外线灯消毒效果明显，但对人体也会造成极大伤害。紫外线对人的眼睛和皮肤有刺激作用，并且在照射过程中产生的臭氧对人体不利，故紫外线灯不可作为照明设备使用。照射前应清扫尘埃，减少空气中的水雾，照射时关闭门窗，停止人员走动。按照以下要求使用紫外线灯，既能保证居室消毒效果，又能保证老年人和养老护理员的健康。

（1）消毒范围及时间。空气消毒时，室内每 $10m^2$ 安装 30W 紫外线灯管一支，有效距离 ≤ 2m，照射时间为 30~60min 即可。物品消毒时，有效距离 25~60cm，照射时间为 25~30min 即可。

（2）消毒条件。使用时，减少空气中的尘埃或水雾，室温保持在 10~25℃，湿度保持在 40%~60%，可提高消毒效果。

（3）消毒计时。消毒时间应从灯亮 5~7min 后开始计时，照射后应通风换气。关灯后，如需再开启，应待灯管冷却 3~4min 才能再次开启，以免损坏。

（4）加强老年人防护。由于紫外线对人的眼睛和皮肤均可产生刺激，进行紫外线消毒时老年人尽量离开房间。如老人不能离开房间，应将紫外线灯放置在距老年人2m之外，并将老年人身体用白色床单遮盖，头部放置支架，支架外覆盖稍厚的棉布遮挡头面部。

（5）记录。紫外线灯累计使用超过1000h，则需要更换灯管。所以要做好紫外线灯使用记录。

（6）灯管清洁。紫外线灯管应每周用0.05%的含氯消毒液（如84消毒液）棉球轻轻擦拭1~2次以除去尘埃和污垢，每次使用后应用棉布擦拭，保持灯管清洁，以免影响照射效果。

3.紫外线消毒的注意事项

（1）紫外线车使用之前，应注意查看灯管累积照射时间，如超过1000h则需要更换灯管。

（2）保持房间清洁、干燥，空气中不应有过多灰尘或水雾，以减少对紫外线消毒的影响。

（3）紫外线灯管应每周用0.05%的含氯消毒液（如84消毒液）棉球轻轻擦拭1~2次以除去尘埃和污垢，每次使用后应用棉布擦拭，保持灯管清洁，以免影响照射效果。

（4）由于紫外线对人的眼睛和皮肤均可产生刺激，进行紫外线消毒时老年人尽量离开房间。如老人不能离开房间，应将紫外线灯放置在距老人2m之外，并将老年人身体用白色床单遮盖，头部放置支架，支架外覆盖稍厚的棉布遮挡头面部。

（5）消毒时间应从灯亮5~7min后开始计时，照射后应通风换气。关灯后，如需再开启，应待灯管冷却3~4min才能再次开启，以免损坏。

（二）为老年人房间配置消毒液并消毒

1.常用消毒液

（1）消毒液的概述。消毒液是一种具有消毒作用的液体，是由水和消毒剂混合配制而成的溶液，用于杀灭传播媒介上病原微生物，使其达到无害化要求的制剂。消毒液使菌体蛋白凝固变性，酶蛋白失去活性，抑制细菌代谢和生长，或破坏细菌细胞膜的结构，改变其通透性，使细胞破裂、溶解，从而达到消毒灭菌的作用。

（2）消毒液配制方法及适用范围。

• 含氯消毒液。配制有效含氯量为0.25g/L的消毒液，消毒液与水的配比为1∶199（1份消毒液加199份水混合配制而成）。

配制有效含氯量为0.5g/L的消毒液，消毒液与水的配比为1∶99（1份消毒液加99份水混合配制而成）。

配制有效含氯量为1g/L的消毒液，消毒液与水的配比为1∶49（1份消毒液加49份水混合配制而成）。

配制有效含氯量为 2g/L 的消毒液，消毒液与水的配比为 1∶24（1 份消毒液加 24 份水混合配制而成）。

• 片剂消毒液。以有效含氯量 250mg/ 片的消毒片为例。

配制含氯浓度为 0.25g/L 的消毒液，使用 1 片消毒片和 1L 清水配制。

配制含氯浓度为 0.5g/L 的消毒液，使用 2 片消毒片和 1L 清水配制。

配制含氯浓度为 1g/L 的消毒液，使用 4 片消毒片和 1L 清水配制。

配制含氯浓度为 2g/L 的消毒液，使用 8 片消毒片和 1L 清水配制。

• 消毒液适用范围。有效含氯量为 0.25g/L 的消毒液适用于：消毒房间各类物体表面，如桌、椅、床、壁柜、冰箱、电视等；消毒洗衣机转筒、药杯、抹布、围嘴。

有效含氯量为 0.5g/L 的消毒液适用于：消毒墩布、便器、消毒墩布池；抹布、墩布类：用后清洗，需浸泡 30min，清洗后悬挂放置或烘干；清洗患有传染病老年人的纺织物，需浸泡 30～60min，再用清水漂洗。

有效含氯量为 1g/L 的消毒液适用于：擦马桶的抹布、马桶刷；清洁患有传染病老年人的餐具、便器、痰液、分泌物、痰具，浸泡 2h 后倒入厕所；清洗患有传染病老年人使用过的氧气湿化瓶，需浸泡 30min 以无菌水冲洗后干燥备用。

有效含氯量为 2g/L 的消毒液适用于：清理沾有结核病老年人的痰液、胸腔积液、引流液等的衣服浸泡 30min 后倒入厕所。

（3）配制消毒液注意事项。①应选择有卫生许可批准的消毒剂。②由于消毒剂有刺激性和腐蚀性，在配制时应佩戴口罩和橡胶手套，并在配制或者使用时，开窗通风，保持空气流通。③配制时应使用量杯，以确保配制的浓度正确。④因含有效氯的消毒液具有挥发性，为保证消毒液消毒效果，消毒液应现用现配。⑤消毒液浸泡后的物品使用前应冲洗干净，以免对物品产生腐蚀作用，以及对老年人造成误吸。⑥消毒液对金属有腐蚀作用，对织物有漂白作用，不宜用于金属制品、有色衣物等的消毒。⑦不同类型消毒剂严禁混合使用，避免产生化学反应，产生毒性物质。⑧严禁和洁厕剂共同使用，避免产生有毒气体。

（4）消毒剂误用后的紧急处理。①养老护理员发现老人出现消毒剂误用的情况时，应保持镇定，切莫惊慌失措，并及时通知医护人员到场查看，必要时协助医护人员做好就诊工作。②大量吸入：将老人迅速从有害环境中转移到空气清新处，更换被污染的衣物，洗手并清洁其他暴露皮肤，如大量接触或有明显不适的要尽快通知医护人员，并协助做好就诊工作。③皮肤：及时用大量流动清水冲洗（接触高浓度消毒剂后），再用淡肥皂水清洗，以减少对皮肤的损伤，如皮肤仍有持续疼痛或刺激症状，要在冲洗后就近去医院就诊。④眼：立即用流动清水持续冲洗不少于 15min，如仍有严重的眼部疼痛、畏光、流泪等症状，要尽快到附近医院就诊。⑤误服中毒：立即口服不超过 200mL 的牛奶，可多次服用；也可服用生蛋清 3～5 个。一般不建议催吐、洗胃。若是含碘消毒剂中毒可立即服用大量米汤、淀粉浆等。出现严重胃肠道症状者，要立即到附近医院就诊。

2. 消毒液消毒房间的方法及要求

（1）衣被类消毒。衣物的消毒可以采用日光暴晒法，将衣物置于强阳光下暴晒6～8h，每隔2h翻动一次，或是用0.25～0.5g/L有效氯消毒液浸泡30min，疑有传染病的用2g/L有效氯消毒液浸泡30～60min，达到消毒的作用。被褥的消毒也可以采用日光暴晒法，将被褥置于强阳光下暴晒6～8h，每隔2h翻动一次，或是采用紫外线照射消毒30min，达到消毒的作用。

（2）家具表面消毒。用干净的小毛巾，浸泡在0.25～0.5g/L的含氯消毒液中，湿式擦拭家具表面。金属表面可采用75%乙醇溶液擦拭。

（3）餐具和茶杯消毒。餐具应每餐消毒，茶杯应定期清洁消毒。先将被消毒的物品清洗干净，再采取煮沸消毒15min，或浸泡在0.25～0.5g/L的含氯消毒液中30min。疑有传染病病菌的餐具用1000mg/L有效氯消毒液浸泡30～60min，采用消毒—清洁—再消毒的方法进行消毒。

（4）地面消毒。地面可采用擦拭法消毒，先用蘸水的扫帚将地面的污物清扫干净，再用墩布蘸取消毒液擦拭地面。要注意地面不要过湿，以免老人滑倒。

二、老年人房间消毒效果评价

（一）消毒监测概述

进行消毒监测，是对已处理的物品及环境的有效管理措施，更有利于以后工作的改进、技术的更新，从而指导养老护理员能够正确、合理地进行有效消毒，保证消毒效果，促进老年人健康。

1. 消毒效果监测的意义

通过监测，了解消毒设备运转是否正常、消毒药物是否有效、消毒方法是否合理，有利于及时修正消毒方案，改进消毒方法，保证消毒效果。

2. 消毒监测的内容

（1）消毒力的监测。在消毒过程中，应对消毒液的浓度进行监测，或对紫外线灯的照射强度进行监测，由此可评价消毒方法是否有效进行，以达到最佳消毒效果。

（2）消毒效果的监测。消毒后应对物品、空气等进行细菌的监测，以评价消毒结果是否有效，从而最大程度地杀灭细菌。

（二）消毒用具的有效监测

通常使用的消毒用具是消毒液或紫外线，监测这些消毒用具是否有效十分重要，消毒有效性越高，消毒效果越好，进而促进老年人健康。

1. 使用中消毒液的监测

对于使用中的消毒液常采用化学检测，即浓度监测。使用中的消毒液浓度应符合相应的要求，含氯消毒液每次使用前用试纸监测浓度，消毒剂溶液有效成分浓度在测定范围内时，取试纸浸于消毒液中，片刻取出，0.5min 内在自然光下与标准色块比较，读出溶液所含有效成分含量。

2. 紫外线消毒效果监测

紫外线灯的使用寿命为 1000h，随着使用时间的延长，紫外线消毒强度逐渐减弱，应对紫外线灯进行日常监测和照射强度监测。

（1）日常监测。每日记录照射时间及累计照射时间，使用前应查看累计照射时间，累计照射时间达 1000h 需要更换新灯管。

（2）照射强度监测。紫外线灯管辐照度值的测定需每季度进行一次。①检测方法：开启紫外线灯 5min 后，将测定波长为 253.7nm 的紫外线辐照计探头置于被检紫外线灯下垂直距离 1m 的中央处，待仪表稳定后，所示数据即为该紫外线灯管的辐照度值。②结果判定：普通 30W 直管型紫外线灯，新灯辐照强度 $\geqslant$ 0.9W/m^2 时，紫外线灯辐照强度 $\geqslant$ 0.7W/m^2 为合格；30W 高强度紫外线新灯的辐照强度 $\geqslant$ 1.8W/m^2 为合格。③注意事项：测定时电压 220V $\pm$ 5V，温度 20～25℃，相对湿度＜60%，紫外线辐照计必须在计量部门检定的有效期内使用。

（三）消毒效果监测

消毒效果是居室经过消毒后，通过检测居室内的空气、物品表面细菌的含量来验证消毒器具或消毒液对居室的消毒效果，以下介绍常用的空气检测、物品表面检测的方法、细菌含量标准。

1. 空气消毒效果检测方法

在检测之前被检测房间要彻底清洁，用配置好的相应浓度的消毒液擦拭房间的桌面、地面，并用紫外线照射房间 1h。需备好培养皿，按下列方法放置于规定位置进行检测。

（1）被检测房间应在消毒处理后进行采样。

（2）监测方法：被检测房间采用沉降法：室内面积 $\leqslant$ 30m^2，取一条对角线上内、中、外 3 点，即中心 1 点，内、外点距墙壁 1m 处各取 1 点；室内面积＞30m^2，取房间四角及中央 5 点，四角的布点位置距墙壁 1m 处。将普通营养琼脂平皿（直径 9cm）放置各采样点，采样高度距地面 0.8～1.5m；采样时将平皿盖打开，扣放于平皿旁，暴露 5min 后盖上平皿盖及时送检。

（3）注意事项：采样前关闭门窗，在无人走动的情况下，静止 10min 后采样。

2.物体表面消毒效果检测方法

（1）被检测物品应在消毒处理后 4h 进行采样。

（2）监测方法：被检物品表面较大时，用 5cm×5cm 的灭菌规格板，放在被检物体表面，用浸有无菌生理盐水采样液的棉拭子 1 支，在规格板内横竖往返各涂抹 5 次，并随之转动棉拭子，连续采样 4 个规格板面积，被采表面 < 100cm^2，取全部表面；被采表面 ≥ 100cm^2 取 100cm^2。被检物品表面较小时，剪去手接触部分，将棉拭子直接涂抹物体表面采样。随后送检。

3.空气、物品表面细菌菌落总数卫生标准

目前尚无老年人居室内的细菌菌落卫生标准，现暂参考医院普通病房内的卫生标准（表 7-1）。

表 7-1　空气、物品表面细菌菌落总数卫生标准

	空气（细菌菌落数 /m³）	物品表面（细菌菌落数 /m³）
居室	≤ 500	≤ 10

参考文献

[1]谢建飞.老年长期照护安全管理手册[M].北京：人民卫生出版社，2023：04.

[2]李燕萍，刘善丽.居家老年人护理技术[M].北京：中国医药科学技术出版社，2023：02.

[3]周艳芝，赵惠岩，赵海林.老年服务沟通实务[M].北京：北京理工大学出版社，2023：01.

[4]王敏，张梅.老年人照护技能手册[M].北京：科学出版社，2022：11.

[5]王小慈，邢凤梅.养老护理员照护技能教程[M].北京：中国协和医科大学出版社，2022：10.

[6]姜丽萍，姚文，杨伟琴.老年皮肤健康与居家伤口管理[M].北京/西安：世界图书出版公司，
2022：09.

[7]程桂玲，吴岸晶.老年人常见病预防与照护[M].北京：化学工业出版社，2022：09.

[8]郑悦平，常红，匡雪春.老年综合评估[M].北京：化学工业出版社，2022：08.

[9]郁雷.结直肠癌老年患者治疗与康复[M].北京：人民卫生出版社，2022：08.

[10]贾文晶.浅谈老年护理[J].医学美学美容，2018（12）：94-95.

[11]王琪，高云.人文关怀在老年护理工作中的应用[J].实用临床护理学电子杂志，2020（4）：119.

[12]王立香，田明月，张爱兰，等.老年危重病抢救与护理技术[M].成都：四川科学技术出版社，
2022：07.

[13]方荣华，邓学学，张剑书.老年慢性病居家照护[M].北京：科学出版社，2022：06.

[14]李高峰，朱图陵，张晓龙，等.老年人康复辅助器具应用2版[M].北京：北京大学出版社，
2022：06.

[15]刘晓雪.我国城市老年照护社会救助研究[M].上海：复旦大学出版社，2022：06.

[16]于梅，刘华，迟春妹，等.居家养老安全照顾与护理[M].郑州：河南科学技术出版社，2022：06.

[17]杨晔琴，张京慧，陈文凤，等.老年护理学[M].长沙：中南大学出版社，2022：02.

[18]史亚玲，张颖，刘敏，等.社区护士老年护理核心能力的研究进展[J].全科护理，2022（31）：
4380-4385.

[19]魏琳，梁好，卢咏梅，等.临床护士老年护理能力分层标准体系构建[J].护理学杂志，2022（1）：
79-83.

[20]韩冰.老年护理的安全隐患及防范措施[J].世界最新医学信息文摘，2019（70）：305-306.

[21]赵瑾.老年护理需求状况分析及老年护理人员的培养[J].中国医药指南，2018（2）：293.

[22]李晓亮，郭红梅.基于老年护理需求的《老年护理学》课程设置分析[J].科学咨询，2021（37）：
77-78.